U0200262

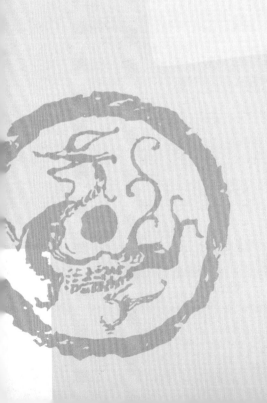

黄帝八十一难经

【战国】秦越人（扁鹊）撰

【中医十大经典】

高丹枫　王琳　校注

十部经典是学习中医的基础，犹如九层高台之垒土；十部经典是使用中医的基础，更似千里长行之跬步。

学苑出版社

图书在版编目（CIP）数据

黄帝八十一难经／〔战国〕扁鹊撰；高丹枫，王琳校注.
北京：学苑出版社，2007.4（2021.5 重印）
（中医十大经典丛书）
ISBN 978 - 7 - 5077 - 2855 - 2

Ⅰ．黄…　Ⅱ．①扁…②高…③王…　Ⅲ．难经　Ⅳ．R221.9

中国版本图书馆 CIP 数据核字（2007）第 056771 号

责任编辑： 付国英
出版发行： 学苑出版社
社　　址： 北京市丰台区南方庄 2 号院 1 号楼
邮政编码： 100079
网　　址： www.book001.com
电子信箱： xueyuanpress@163.com
电　　话： 010-67603091（总编室）、010-67601101（销售部）
印　刷　厂： 北京市京宇印刷厂
开本尺寸： 890×1240　1/32
印　　张： 8
字　　数： 182.7 千字
版　　次： 2007 年 4 月第 1 版
印　　次： 2021 年 5 月第 9 次印刷
定　　价： 48.00 元

出版者的话

中医典籍，向称浩博。据不完全统计，现存中医古籍13000余种。如此汗牛充栋，令初学者每每慨叹，不知从何入手。

依据当代著名中医学家、中医泰斗任应秋教授的论断，中医经典著作共有10部，即《素问》、《灵枢》、《难经》、《神农本草经》、《伤寒论》、《金匮要略》、《中藏经》、《脉经》、《针灸甲乙经》、《黄帝内经太素》。《素问》与《灵枢》合称《黄帝内经》，奠定了中医学理论基础；《难经》对人体生理作了重要阐释；《神农本草经》开本草学先端；《伤寒论》、《金匮要略》创立辨证论治，历来被视为医门之圣书；《中藏经》托名华佗所作，发展了脏腑学说；《脉经》出而立中医脉学；《针灸甲乙经》为首部针灸学专著；《黄帝内经太素》是第一部系统整理《黄帝内经》的著作，亦为医门重典。这十部经典，是中国医药学的理论基础，自古至今，对中医临床、教学、研究都起到重要的指导作用。

此次我社延请中医文献专家，精心选择底本，对十部经典进行了系统整理和点校，将原繁体竖排经典原文改为简体横排，并加现代标点，对经典原文中冷僻字词释义，辅助读者理解。本次点校吸收了最新研究成果，能够体现出当代学术研究的较高水平。如有不妥之处，希请广大读者指正。

学苑出版社医药卫生编辑室
2007 年 3 月

序

医者，仁术也。精其道可以寿世活人，不精而尝试之，盛盛虚虚，必致人夭札而促其寿。是以先贤著书立说，以昭后世，忧之至深而虑之至远。《中医十大经典》所收十种中医典籍，阐千载不传之奥秘，为医家必读之宝典。欲为苍生大医，必须精熟医典，学养深厚，"若不尔者，如无目夜游，动致颠殒"，孙氏思邈，早有此言。所梓十书，诚为从医之津涉，愈疾之钤键，医理之渊薮，杏林之玉圃。精而读之，实践行之，理法方药，融而贯之，必能癃疲以起，夭札以愈。振兴中医，实赖于此。是为序。

北京中医药大学　钱超尘
2007 年 3 月 30 日

前　言

　　《黄帝八十一难经》，即《难经》，共计三卷，作者及成书年代皆不祥，传说为战国时秦越人（扁鹊）所作。本书以问答解释疑难的形式编撰而成，共讨论了八十一个问题，故又称《八十一难》。全书所述以基础理论知识为主，并分析了一些病证。其中一至二十一难讲脉学，二十二至二十九难讲经络，三十至四十七难讲脏腑，四十八至六十一难讲疾病，六十二至六十八难讲腧穴，六十九至八十一难讲针法。该书内容简要，辨析精微，尤其对脉学有详细而精当的阐释。诊法以"独取寸口"为主，对经络学说和脏腑中命门、三焦的论述，则在《内经》的基础上有所阐扬和发展。总而言之，《难经》一书在中医理论和诊断学上颇有贡献。

　　为帮助读者对《难经》有一个大致的了解，我们将从九个方面对《难经》一书进行概述。具体的校勘注释，正文中各难均分为提要、原文、校勘、注释、语译、按语六部分，并加以详细论述。

一、书名与说"难"

　　《八十一难》书名最早见于东汉张仲景《伤寒杂病论》自序。《隋志·经籍志》载有《黄帝八十一难经》二卷，但未注明作者的姓名。梁·阮孝绪《七录》有《黄帝众难经》之目。众，即八十一难之谓。书名冠以"黄帝"，乃是托名，这与《黄帝内经》、《神农本草经》等书托名相同。

对《难经》书名中的"难"字，历代各家的解释不一，主要有以下几种：

解释《内经》疑难之义。如杨玄操《集注难经·序》："按黄帝有内经二帙，帙各九卷，而其义幽赜，殆难穷览。越人乃采摘英华，抄撮精要，二部经内凡八十一章，勒成卷轴，伸演其道，探微索隐，垂示后昆，名为八十一难，以其理趣深远，非卒易了故也。既宏畅圣言，故首称黄帝。"

作难以理解之义释。如黎泰辰、虞庶《注难经》序："世传黄帝八十一难经，谓之'难'者，得非以人之五脏六腑隐于内，为邪所干，不可测知，难以脉理，究其仿佛耶？若脉有十二菽者，又有蔼蔼如车盖而若循鸡羽者，复考内外之证以校之，不其难乎。"

作说、问之义释。如徐灵胎《难经经释》自序："以灵、素之微言奥旨，引端未发者，设为问答之语，俾畅厥义也。"萧吉《五行大义》、唐·李善《文选·七发》注引《难经》同作《八十一问》；《史记·黄帝本纪索引》亦云："'难'，犹'说'也。"如韩非著书有《说林》、《说难》者，也可参考。

从《难经》的体例和文义上分析，我们认为作说、问之义释较为恰当，读音为难（nàn）。

二、《难经》的版本

（一）《难经》的成书年代与作者

历代对《难经》的成书年代和作者都意见不一，至今没有确切统一的结论。但多认为乃战国秦越人（扁鹊）所撰。如唐代有文记载。

"黄帝八十一难经者，斯乃渤海秦越人之所作也。"唐以后的历代医家大多宗此说，代表人物如李駉、吕復、徐大椿，近代人陈邦贤、黄维三等。然也有不少学者对此提出异议，他们认为《史记·扁鹊仓公列传》中未记载秦越人撰写《难经》的史实；《汉书·艺文志》中有《扁鹊内经》、《扁鹊外经》的记载，却未提到《难经》；王叔和《脉经》中有不少《难经》文字，亦均未标明为扁鹊所说。

关于《难经》的成书年代，郭霭春氏分析《仓公传》所载的 26 个病例中有 20 个切脉诊，认为仓公之学就是《难经》传人，故初步判定其成书年代在西汉以前。另一些学者则认为成书于东汉。如日本·丹波元胤《中国医籍考》认为："其绝非西京之文。"《四库全书总目·难经本义提要》提出："其文当出三国前。"《中国医学史略·难经》贾得道氏曰："近人考定本书为东汉人所作是可信的"。《读古医书随笔·难经成书年代考》李今庸氏则说："《难经》成书年代，下限很大可能就在公元 106 年，即后汉殇帝延平左右。"

其他论点还有：《难经》为六朝人所撰（如清·姚际垣）、唐代以后成书（如黄云眉氏）等等，但因证据不足，不足以信。

我们认为，《素问》、《灵枢》、《难经》同为张仲景撰《伤寒论》时所采用，这从仲景自序和《伤寒论》、《金匮要略》内容中可以证实。另外，王叔和《脉经》的撰述，也选用了《难经》的内容，且其中部分文字的编写体例也与《难经》一致。故根据现有史料可以断言，《难经》的成书年代绝不晚于汉代；其作者必欲归之秦越人无说服力，是东汉以前医家辑录，秦越人佚文而成，较为贴切。

（二）《难经》校注本及版本

1.《难经》的早期流传

《难经》问世后，于民间广为流传。东汉医圣张仲景在撰写《伤寒杂病论》时，就将《内经》和本书均作为古训的参考书。考《伤寒论》中所引《难经》文字和现在通行本之《难经》有较大的出入，这也说明当时本书的古传本也不是一种。

最早的注本是三国时吴国太医令吕广的《黄帝众难经》。唐代杨玄操根据吕广注本对《难经》进行了编次整理，保留了吕氏注文，并作了补注。此二注本均亡佚。杨氏保留整理了这一珍贵古籍，这是他的功绩；但他认为"（《难经》）非惟文句舛错，事绪参差，后人传览，良难领会"，故将原文前后次序"条贯编次，使类例相从，凡为一十三篇，仍旧八十一首"。原文经过吕、杨作注，篇第序次，已非原来面貌，这又是他的错误。所以才有后来冯阶《难经注》"十二难合入用针补泻之类，当在六十难之后，以类相从"的说法；而丁锦《阐注》移次七十七难，滕万卿《古义》又易列八十一难。

2. 宋代校注本

现知第一个校《难经》者为宋人王九思，此后王鼎象再校正，王惟一重校正，但校本均已不存，校注者姓名见于《难经集注》卷首的撰人项中，校记无从查考。

宋代注释《难经》者有十余家，其注本多已亡佚。主要有丁德用《补注难经》、虞庶《注难经》。二者在医理方面每多阐发，对吕、杨之注也有所评议。王翰林《黄帝八十一难经集注》（简称《难经集注》）保存了北宋以前的五家注、三家校及一家音译本，是现存的最早注本。南宋较为有影响的注本为《难经句解》，撰者李駉。

3. 元代注本

元代《难经》注本有袁坤厚《难经本旨》、谢缙孙《难经说》、陈瑞孙父子《难经辨疑》，但书均佚失，其中部分内容为滑寿《难经本义》援引。在元代注本中，刊本最多且对后世影响较大的还是滑寿的《难经本义》。

4. 明代刊本及注本

主要有《难经》白文本，刊年不详；《勿听子俗解八十一难经》，注释文字浅显，适合于初学者阅读；《图注八十一难经》，张世贤撰，注释多随文演义，较少阐发。其他注本见历代《难经》书目。

5. 清代以后注本

清代以后注本甚多，较有影响的有徐大椿《难经经释》。由于徐氏崇信《内经》，凡辩论考证均以《内经》为依据，凡他认为不合经旨的即援引原文驳斥，注文前后参照，有助于理解。又如叶霖《难经正义》，有考证，有分析，但在诠译脏腑部分时杂采西医学说，不免牵强附会。

民国期间注本有孙鼎宜《难经章句》、张寿颐《难经汇注笺正》、吴保坤《难经集义》等近三十家。或自注，或集注，或补注，或评论、笺正，水平较前代有所提高。

近年来，不少学者在古人校注的基础上，又将原文进行了白话译解，并在考证本书的学术内容、成书年代、作者生平等各方面进行了研究、争鸣、探讨，为进一步研究本书做出了贡献。

三、《难经》的学术流派

《难经》与《内经》、《神农本草经》同为古典医学著作，是祖国医学宝库中一颗璀璨的明珠。《文献通考》卷四十二曰："宋时医学方脉，以《素问》、《难经》、《脉经》为大经。"说明当时的人们已将《难经》作为必修的医学经典来学习了。

历代医家对《难经》一书的评价褒贬不一，其中大多数对其评价甚高。如杨玄操赞之"医经之心髓，救疾之枢机"；苏轼誉曰："医之有《难经》，句句皆理，字字皆法"；滑寿称之"扩前圣而启后贤"；黄元御更认为它是"真千古解人"。但近代一些学者却对该书横加指责，如恽铁樵贬之："中国古医书之荒谬者，无过于《难经》"；黄云眉则在《古今伪书考补正》一书中斥曰："今之《难经》，盖由好事医生冒《八十一难》之名，杂摭《灵》、《素》，益以荒谬之语而成，此不通之怪书耳。"

对于后一种论点，我们认为是完全错误的。首先，书无真伪。古代医书不署作者而托名者俯拾皆是，如《黄帝内经》、《神农本草经》等均是如此，岂可因其托名就武断地斥之为"不通之怪书耳"？其次，对古书的评价，不能离开当时的历史条件，并且要根据书的内容、学术思想、对后世的影响和存在的问题等进行客观地分析，才能做出正确的判断。例如，《难经》创造性地提出"独取寸口，以决五脏六腑死生吉凶"的诊法，它较《内经》复杂的三部九候诊法更简单实用，后世的脉书均沿袭了《难经》的诊法，至今未变，这对于中医诊断学的指导和影响是不言而喻的。仅凭这一点，也不能抹杀《难经》一书的历史功绩，更何况书中还有很多优秀之处？

我们认为，《难经》既有对古代医经的阐述和解释，发前人之所未发，又有独树一帜的学术观点，自成一套的理论体系，与《内经》属于不同的学术流派。

历史上多数医家均认为《难经》的学术渊源于《内经》。较有代表性的如唐代杨玄操，他于《难经集注·序》中说："《黄帝内经》二帙，帙各九卷。越人乃采摘英华，抄撮精要，二部经内，凡八十一章，勒成卷轴，伸演其道。"元代滑寿《难经本义》云："盖本黄帝《素问》、《灵枢》之旨，设为问答，以释疑义。"

但也有少数医家对此说法持否定态度。他们认为"其理论与《素》、《灵》时有出入，盖当先秦之世，学说昌明，必各有所受之。"《难经汇注笺正·序》甚至提出："《难经》虽原《内经》，而其实别是一家言。"

查《难经》中引"经言"、"经云"、"经曰"者凡三十七处，其中仅有部分见于《内经》，但也有不称"经言"而见于《素》、《灵》两书者。这一方面说明《难经》作者援引了《内经》内容，并加以伸演；另一方面又说明《难经》并非专以阐明《内经》为要旨。因为所谓"经言"，不一定都是出自《灵》、《素》，前古医书，尚有《上经》、《下经》等早已亡佚的古医经，故《难经》所引"经言"，很有可能是出自亡佚的古医经。滑寿、姚振宗因见到《难经》中有不少《内经》所不见之经文，就断言今本的《内经》有缺文错简，是经不起推敲的。因为《素问·离合真邪论》、《素问·调经论》、《素问·解精微论》等篇中亦有所引的"经言"，它们又是出自哪里呢？

我们研究《难经》后认为，纵观其全书内容，《难经》有本之《内经》学术思想者，亦有与《素》、《灵》异帜的，还有补其之未备者。尤其是从《难经》的某些名词概念和学术观点来看，显然和《内经》不属同一学术流派，现以今本《难经》先后顺序为序，举例说明之：

1. 真脏脉的概念

三难曰："遂上鱼为溢，为外关内格，此阴乘之脉也……遂入尺为覆，为内关外格，此阳乘之脉也，故曰覆溢。是其真脏之脉，人不病而死也。"《内经》中所论述的真脏脉概念与此绝然迥异，《素问·平人气象论》曰："人以水谷为本，故人绝水谷则死，脉无胃气亦死。所谓无胃气者，但得真脏脉，不得胃气也。"即脉无胃气者为真脏脉。

2. 三部九候的概念

十八难提出："三部者，寸、关、尺也。九候者，浮、中、沉也。"此即为独取寸口诊法，在寸、关、尺三部各以轻、中、重三种不同的指按用力，而得之"九候"脉象。但《素问·三部九候论》则云："人有三部，部有三候。……上部天，两额之动脉；上部地，两颊之动脉；上部人，耳前之动脉。中部天，手太阴也；中部地，手阳明也；中部人，手少阴也。下部天，足厥阴也；下部地，足少阴也；下部人，足太阴也。"即所谓三部九候，是指人体的上、中、下三部，九个动脉搏动部位而言。

3. "是动"和"所生病"的概念

二十二难曰："经言是动者，气也，所生病者，血也。邪在气，气为是动；邪在血，血为所生病。……故先为是动，后所生病也。"但《灵枢·经脉》篇则在文中详列了十二经脉"是动则病"与"是主×所生病者"的具体病候，仅有手少阳三焦经脉主气所生病，足阳明胃经脉主血所生病，从整个十二经脉上看没有气血的先后之分。且《灵枢》文中的两个"是"字，显然是指示代词，即指本经脉而言。故"是动则病"应理解为：这条经脉发生变动时所能出现的病证；"是主×所生病者"应理解为：这条经脉的俞穴所能主治的病证。由此看来，二十二难文首的"经言"，不是指《灵枢》经而言，当另有古医经所本。

4. 十五络的概念

二十六难提出十五络为十二经脉各有一络，加上脾之大络、阳跷之络和阴跷之络。而《灵枢·经脉》所云十五络则是前十三络加任脉、督脉之别，二者不同。

5. 命门的概念

三十六难提出："肾两者，非皆肾也。其左者为肾，右者为命门。命门者，诸神精之所舍，原气之所击也，男子以藏精，女子以系胞。"可见，《难经》是将命门作为一个脏器，精神所舍，原气所系，藏精系胞，其气与肾通。而《灵枢·根结》篇谓："太阳根于至阴，结于命门。命门者目也。"《灵枢·卫气》篇："足太阳之本，在跟以上五寸中，标在两络命门，命门者目也。"显然命门是指目，和《难经》截然不同。

6. 其他

此外，如十二经原穴以及井荥输经合五时刺法等方面，《难经》也与《灵枢》存在着明显的差异。

由此而判定，《难经》和《内经》属于不同的学术流派，理由是很充足的。

四、脉　学

第一难至二十一难，分别叙述了脉学的基本理论、脉诊的基础知识和正、反常脉象等有关中医脉学的重要内容。

在诊脉方面，首先提出"独取寸口"的切脉方法，并明确指出了人的寸口部位上，寸、关、尺三部的阴阳属性，尺、寸的长度及其位置的划分，与脏腑经络的配合关系，以及诊脉的指法轻重等，为后世中医脉学的发展奠定了基础。

脉学的基本理论方面，阐明了独取寸口用以诊断疾病的原理，即寸口是脉之大会、手太阳经脉搏动之处，在此部位切脉，可以测知全身经脉气血的各种征候，解释了脉应四时、内合五脏的内在联系。由于人体与自然界的变化相应，故四时气候的变化在脉象上也有一定的反映，再结合五脏疾病的主症，可以测知病情的轻重、病程的长短和预后的好坏。另外，文中还详细论述了阴阳理论对脉诊的指导意义。

在对正常脉象的论述中，指出应是随着四时气候变化而变化的旺脉，胃气为其根本，并以此辨析各种异常脉象。如辨别脏腑疾病的十变脉、歇止脉、损脉和至脉；辨别寒热证的迟脉、数脉；辨别虚实证的损小脉、实大脉；辨别阴阳相乘的覆溢脉和伏匿脉；以及脉证从舍、脉证相应、色脉尺肤相应等。

上述的论述和观点，对研究中医脉学有着重要的指导作用和参考价值。

五、经　络

经络学说是研究人体经络的循行分布、生理病理及与脏腑相互关系的一种理论，是祖国医学理论体系的重要组成部分。它对于中医临床各科，尤其是针灸和按摩科有着重要的指导作用。

第二十二难至二十九难，着重讨论了经络学说中的几个重要问题。如关于经脉的长度和流注次序、十二经脉与十五别络的关系、各经在脉气竭绝时所表现的症状及奇经八脉等；并提出手厥阴心包经是手少阴心经的"别脉"，故五脏六腑虽为十一，经脉却有十二的见解。

关于奇经八脉，记载经络学说最早的《内经》中虽有论述，但仅为片段地散在于各篇之中。本篇从多方面对奇经八脉作了较为系统的阐述，如分别指出八脉的名称和作用，循行部位和起止点，与十二经脉在生理功能上的区别、发病证候等。为后世医家认识和掌握经络学说，提供了理论依据。

六、脏 腑

第三十难至四十七难主要介绍脏腑学说的基本内容。其中包括脏腑的解剖形态、脏腑的功能活动、脏腑之间的表里配合和与组织器官、外在环境之间的关系等。

在脏腑形态方面，比较详细地记载了五脏六腑的形态，并对其中一些脏腑的大小、轻重、长短、部位，以及古代解剖部位七冲门的名称及生理功能均作了详细说明。

在脏腑生理功能方面，对脏腑的功能及其所主的声、色、臭、味、液均作了简要的论述。尤其是对三焦和命门的阐述，其详尽程度为当时和之前的医籍中所少见：论述了三焦的部位、功能和主治腧穴；提出了肾有两脏的原因，强调了命门在人体生理功能上的重要意义。这对后世研究三焦与命门有着非常重要的价值，奠定了命门学说的理论基础。

在脏腑关系上，文中用五行学说、比类取象阐释了各脏之间、脏腑之间、各腑之间所存在的相互制约、相互为用的辨证关系，以说明脏腑的活动都不是孤立进行的。

此外，对于营卫气血的生成、循行和在人体的作用，对于八会穴与脏腑、经脉、气血、骨髓在生理上的特殊关系，对于五脏与七窍的关系等，也都作了扼要的介绍。

总之，本篇所涉及的这些脏腑学说的基本内容，是理解和掌握祖国医学的基础和必修课。

七、疾 病

第四十八难至六十一难，主要论述病证与病因、病机的关系。

在病因方面，提出风、寒、暑、湿、温、热六淫和忧愁、思虑、恚怒等情志，以及饮食、劳倦等均可致病。并指出患病之病因不同，所伤的脏腑也不同，病证不一样，治疗的方法也随之而异。文中论述了"正经自病"与"五邪所伤"这两种不同性质的疾病，作为临床分析病因的范例。

对于病机的分析，要求望、闻、问、切四诊合参，并结合脏腑功能，以阴阳、寒热、虚实、表里八纲作为辨证的基础，引用五行生克的关系来分析疾病的传变和预后的好坏。

在病证方面，举出积聚、伤寒、泄泻、癫狂、心痛、头痛等常见疾病，提纲挈领地进行了概括性论述，以期作为临床辨证的典范。

八、腧　穴

第六十二难至第六十八难，主要讨论腧穴问题。腧穴分布在经络循行的路线上，是脏腑经络气血运行的出入、转输、聚集之处。针灸治疗就是通过这些腧穴来调整经络和脏腑的功能。

腧穴有广义和狭义之分。广义的腧穴指十四经经穴，经外奇穴和阿是穴；狭义的腧穴则指背部的五脏六腑腧和四肢的五脏五腧、六腑六腧。文中所论及的为狭义的腧穴及有关的一些特定穴。全篇除讨论五脏的募穴和俞穴的治疗作用以及五输穴的主治病证外，对井、荥、输、经、合五输穴和原穴作了着重的阐述。尤其在对原穴的阐发更为详细。具体介绍了这些特定穴命名的意义、与经气运行出入的关系、所属脏腑的区别及每一穴的阴阳五行属性等，对指导临床有重要意义。

九、针 法

第六十九难至八十一难，主要讨论针刺治疗中补泻手法的运用。如迎随补泻法、刺井泻荥法、补母泻子法、泻火补水法及各法之相互结合；对补泻法的具体步骤，如取气、置气、候气、迎随等操作手法也作了重点介绍。这些手法运用是否得当，是能否促进人体正气旺盛、邪气衰退的关键所在。

其次，文中还详细叙述了针刺应根据疾病表、里、寒、热的不同性质，掌握进针深浅程度，以及进针、出针、留针待气等多种不同手法。为使操作者慎重地使用针法，文中反复提出误用补泻的不良后果。同时又指出针刺与时令季节的关系，在治疗中必须掌握因时制宜的重要性，并强调临证必须掌握治未病的治疗原则。

校注者

目　录

i

目
录

第 一 难

【提要】

　　提出"独取寸口"的诊脉方法。指出寸口是十二经脉之大要会，通过切按该脉，可以判断五脏六腑之疾病和生死吉凶。

【原文】

　　一难①曰：十二经皆有动脉，②独取寸口，③以决五脏六腑死生吉凶之法，何谓也？

　　然④：寸口者，脉之大要会⑤，手太阴之脉动⑥也。人

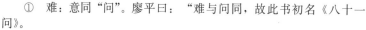

---

　　① 难：意同"问"。廖平曰："难与问同，故此书初名《八十一问》。

　　② 十二经皆有动脉：十二经即指分布于全身的手足三阴三阳十二经脉。动脉，指经脉循行部位上搏动应手的地方。例如手太阴肺经的中府、云门、天府、侠白穴；手少阴心经的极泉、神门穴；手厥阴心包经的劳宫穴；手太阳小肠经的天窗穴；手阳明大肠经的合谷、阳溪穴；手少阳三焦经的禾髎穴；足太阴脾经的箕门、冲门穴；足少阴肾经的太溪、阴谷穴；足厥阴肝经的太冲、五里、阴廉穴；足太阳膀胱经的委中穴；足阳明胃经的大迎、人迎、气冲、冲阳穴；足少阳胆经的听会、颔厌穴等处，触按都能感觉到脉的搏动。

　　③ 独取寸口：独作"专"解。寸口，亦称"气口"、"脉口"，在腕关节桡动脉搏动处。因其与手腕的鱼际相距一寸而有寸口之称。本难的寸口是概括寸、关、尺三部的总称。

　　④ 然：应答之声。如"是"、"对"、"唉"等。《广雅，释诂一》："然，譍也。"《说文·言部》："譍，以言对也。"

　　⑤ 大要会：总的汇聚、会合之处。"要"字原夺。

　　⑥ 脉动：《脉经》卷一辨尺寸阴阳荣卫度数第四为"动脉"。

一呼脉行三寸，一吸脉行三寸，①呼吸定息②，脉③行六寸。人一日一夜，凡一万三千五百息④，脉⑤行五十度，周⑥于身。漏水下百刻，⑦荣卫行阳二十五度，行阴亦二十五度，⑧为一周⑨也，故五十度复会于手太阴。寸口者⑩，五脏六腑之所终始⑪，故法取于寸口也。

【语译】

一问：人体的十二经都有搏动之脉，专门切取寸口这个部位，用来判断五脏六腑疾病的轻重与预后好坏。这是什么道理呢？

答：寸口是人体十二经经脉之气总会合之处，为手太阴肺经经脉的搏动处。正常人每一呼时，脉气行走三寸，每一吸

黄帝八十一难经

① 人一呼脉行三寸，一吸脉行三寸：《灵枢》五十营篇为"人一呼脉再动，气行三寸，一吸脉亦再动，气行三寸"。

② 定息：袁崇毅曰："人之一呼一吸之后，必略止息，所以医书有呼吸定息之谓。"

③⑤ 脉：《灵枢》五十营篇为"气"字。

④ 一万三千五百息：指人一昼夜中的呼吸次数。人体经脉共长十六丈二尺（详见第二十三难），一息气行六寸，环运二十八脉一周，需二百七十息，一昼夜共在全身运转五十周，共循行了八百一十丈，总计需要一万三千五百息。

⑥ 周：即指环绕。

⑦ 漏水下百刻：漏，为铜壶滴漏，古代的计时器。用铜壶贮水，水滴下漏于受水壶，受水壶中的漏箭刻上一百度作为计时标准，漏水下百刻，即为一昼夜的时间。

⑧ 荣卫行阳二十五度，行阴亦二十五度：荣卫，指荣气、卫气。荣与营"通，故又作营卫。阴，夜间；阳，白昼；度，在全身环绕一个周次。荣卫的循行是分别循各自的路线在体内运转，二者在一昼夜中各在全身运转了二十五周，然后作总的汇合。

⑨ 一周：荣卫在一昼夜中循行五十周次，总称为一周。

⑩ 寸口者：《脉经》卷一辨尺寸阴阳荣卫度数第四为"太阴者，寸口也，即"七字。

⑪ 终始：起止点。

时，脉气也行走三寸，一呼一吸加上呼吸之间的暂短止息，在这段时间里脉气共行走六寸。正常人在一日一夜中，一般呼吸一万三千五百次，脉气一共不断地循行五十周次，环绕全身。在漏水下注百刻（即一昼夜）的时间里，营卫之气在白天循行人体二十五周次，在夜里循行人体二十五周次。在一昼夜中循行五十周次，总称为一周。所以五十周次后，又重新会合到手太阴肺经。寸口部位是五脏六腑气血循环的起止点，所以诊脉方法可以独取寸口。

【按语】

"独取寸口"的诊脉方法，导源于《内经》，首创于《难经》，是《难经》在继承《内经》脉诊基础上的进一步发展。《内经》诊脉包括全身三部九候诊脉法和人迎寸口诊脉法，并以全身三部九候诊脉法为主。这种遍诊全身的方法在实际应用时非常不便，也不易掌握。自《难经》提出"独取寸口"的诊脉方法之后，直到现在仍为临床习用。所以它是对中医诊断学方面的重大贡献。

本难说明了独取手太阴寸口脉的原理，在于寸口是"脉之大要会"，"五脏六腑之所终始"。寸口属于肺经的动脉，肺朝百脉，五脏六腑有病，气血运行不正常，必会通过肺经，反应于寸口。

文中"人一日一夜，凡一万三千五百息"之数，与正常人的生理息数不相符合。正常人每分钟呼吸 16～18 次，一昼夜约为 23000～26000 息之间，和本难所述相差甚远。但中医在针刺计算留针行针的息数时，往往根据深呼吸的时间，正常人深呼吸每分钟约 9～10 次，则昼夜 13500 息之数与本难近似，可以作为参考。

第 二 难

　　本难进一步说明了寸口脉中寸关尺三部的位置、长度、范围及其阴阳属性。

【原文】

　　二难曰：脉有尺寸，何谓也？

　　然：尺寸者，脉之大要会也。从关至尺①是尺内，阴之所治②也；从关至鱼际③是寸内④，阳之所治⑤也。故分寸为尺，分尺为寸。故阴得尺内⑤一寸，阳得寸内九分⑥，尺寸

　　① 从关至尺：关、尺均为诊脉部位。关的位置在掌后桡侧高骨下方动脉搏动处。滑寿云："关者，掌后高骨之分，寸后尺前两境之间，阴阳之界限也。"尺的位置在前臂内侧肘部横纹处。

　　②⑤ 阴之所治/阳之所治：治，治理、管理之意，亦可解为"主"。关后为阴，尺在关后，主肝肾而沉，属于阴气管辖之所在；关前为阳，寸在关前，主心肺而浮，属于阳气管辖之所在。又一说法，阴阳指上下。袁崇毅曰："所谓阴阳者，上下也，决非经络气血脏腑，观《十八难》二节三部九候云云自知。"

　　③ 鱼际：指部位，手掌拇指本节后掌侧肌肉隆起赤白肉连接处，其边缘叫鱼际，该处有俞穴，亦名鱼际。

　　④ 寸内：《句解》、《本义》、《集览》本、《脉经》卷一第四均为"寸口内"，《难经集注》黄氏重刻佚存丛书本无口字，《千金翼》亦为"寸内"。据改。

　　⑤ 尺内：《集览》本为"尺中"。

　　⑥ 故分寸为尺，分尺为寸。故阴得尺内一寸，阳得寸内九分：分，分离，分开。从腕关节到肘关节（屈侧面）计长一尺一寸（以同身寸来计算），以关为界，从肘中的尺泽穴到关后长一尺为尺部，从鱼际到关前长一寸为寸部。分开关部以上的一寸，向下就是尺部；分开关部以下的一尺，向上就是寸部。但诊脉时并不需要这样的长度，实际尺部只取一尺中的一寸，寸部只取一寸中的九分。"阴"指尺部脉，"阳"指寸部脉。

终始^①一寸九分，故曰尺寸也。

【语译】

二问：诊脉部位有尺和寸的名称，这是什么意思呢？

答：尺和寸是十二经脉气会合极其重要的地方。从关部到尺泽这是尺部的范围之内，属于阴气所控制的地方；从关部到鱼际，这是寸部的范围之内，属于阳气所控制的地方。所以分开关部以上的一寸，向下就是尺部；分开关部以下的一尺，向上就是寸部。阴只取尺内的一寸，阳只取寸口的九分，尺和寸的起止，共为一寸九分，因此叫做尺寸。

【按语】

将寸口脉分成寸关尺三部，是《难经》的首创，它对我国脉学发展做出了杰出贡献，影响非常深远，以后历代医家无不以此为准绳。

本难以关部为分界点，关前为寸属阳，关后为尺属阴，这是依据阳上阴下，阳浮阴沉以及所候内脏的阴阳属性而划分的，明确了尺寸的阴阳属性，可以判断人体的阴阳盛衰。

第二难

---

① 终始：指从关到尺。

第 三 难

【提要】

　　寸关尺定位之后，本难着重分析了脉搏跳动的实际长度。凡超过本位的叫太过，反之为不及。更甚的为溢脉和覆脉，乃是阴阳相乘，内外关格之候，常提示预后不良。

【原文】

　　三难曰：脉有太过，有不及，有阴阳相乘①，有覆有溢②，有关有格③，何谓也？

　　然：关之前者，阳之动也，脉当见九分而浮。过者，法曰④太过；减者，法曰⑤不及。遂⑥上鱼为溢，为外关内格⑦，此阴乘之脉也。关之⑧后者，阴之动也，脉当见一寸

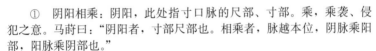

　　①　阴阳相乘：阴阳，此处指寸口脉的尺部、寸部。乘，乘袭、侵犯之意。马莳曰："阴阳者，寸部尺部也。相乘者，脉越本位，阴脉乘阳部，阳脉乘阴部也。"

　　②　有覆有溢：指脉动超越本位的两种脉象。覆，复盖，有自上而下复盖之意。在此形容尺脉超过一寸复于尺部。溢，满溢，有自下而上满意之意。在此形容寸脉超过九分，溢于鱼际。

　　③　有关有格：关，关闭。格，格拒。都是指人体阴阳之气阻隔不通的危象。马莳曰："关则有界限之意，所乘之部，不容他脉之得出也。格则有格拒之意，本脉之部，不容正脉之转入也。"

　　④⑤　法曰：《千金翼方》卷二十五第二"法曰"二字作"谓之"。

　　⑥　遂：《难经本义》："遂者，经也，经行而直前也。"又说，遂有延续之义。在此形容过盛之脉直前无阻的状态。

　　⑦　外关内格：《本义》曰："外关内格谓阳外闭而不下，阴从内出以格拒之，此阴乘阳位之脉也。"

　　⑧　之：原为"以"。《增辑难经本义》作"之"字。据改，与上"关之前者"句式一律。

而沉。过者，法曰太过；减者，法曰不及。遂入尺为覆，为内关外格①，此阳乘之脉也。故曰覆溢，② 是其真脏之脉③,④ 人不病而死也。⑤

【语译】

三问：脉象有太过，有不及，有阴阳之脉相互乘袭，有伏、有溢、有关、有格的不同，这是怎么回事呢？

答：在关部前的寸部，是阳脉搏动之处，脉像应当是长九分而现浮象。超过九分的叫做太过，不到九分的叫做不及。直向上冲达到鱼际的，叫做溢脉。这是阳气闭塞于外而阴气格拒于内，为阴盛乘阳的脉象。关部后的尺部，是阴脉搏动之处，脉形应当出现长一寸而沉的脉象。超过一寸的，叫做太过；不到一寸的，叫做不及。直向下行深入尺部的，叫做覆脉。这是阳气闭塞于内而阴气格拒于外，为阳盛乘阴的脉象。所以叫覆脉、溢脉，这二种脉都是真脏脉，病人虽然没有明显的病候表现，也往往会出现死亡。

【按语】

本难主要说明反常脉象的出现，是由于人体阴阳之气不相顺接所致。阳过则阴不及，阴过则阳不及。阴阳失调发展到极为严重的程度时，就会出现孤阴独阳的"覆脉"和"溢脉"。

本难中"关格"含义与第三十七难中"关格"意义不同。可参阅该难注释及按语。

---

① 内关外格：《本义》曰："内关外格谓阴内闭而不上，阳从外入以格拒之，此阳乘阴位之脉也。"
② 故曰覆溢：《千金翼方》无此四字。
③ 真脏之脉：即胃气将绝之脉。脉象没有从容和缓之态，往往见于病人濒死之前。
④ 是其真脏之脉：《千金翼方》作"是真脏之见也"。
⑤ 人不病而死也：《千金翼方》作"得此脉者，人不病自死"。

第三难

《素问·玉机真脏论》中亦有"见真脏曰死"的论述，但其真脏脉与本难所述的内关外格、外关内格、阴阳相乘之真脏脉，含意有所不同。

第 四 难

【提要】

　　本难从两个方面讨论脉有阴阳之法。一是根据诊脉时病人的呼吸及医者指下用力的轻重来辨别五脏之正常脉象。二是列举出浮、沉、长、短、滑、涩六种脉象，各两两相对，来说明脉象的阴阳属性；并指出各种脉象常会相互兼见，提示在切脉诊断时可能出现的情况。

【原文】

　　四难曰：脉有阴阳之法，何谓也？

　　然：呼出心与肺，吸入肾与肝，① 呼吸之间，脾受谷气也，② 其脉在中。③ 浮者阳也，④ 沉者阴也，⑤ 故曰阴阳也。

―――――

　　① 呼出心与肺，吸入肾与肝：《难经汇注笺正》云："呼吸自内而出，由下达上，则出于上焦之阳分，故曰呼出心与肺。吸气自外而入，由上达下，则内于下焦阴分，故曰吸入肾与肝。"

　　② 脾受谷气也："气"原作"味"，吕广注云："脾者中州，主养四脏，故曰呼吸以受谷气。"据改。《难经经释》："按'受谷味'三字，亦属赘词。"山田广业谓徐大椿以"受谷味"三字为赘词，未必是。

　　③ 呼吸之间，脾受谷气也，其脉在中：脾有运化水谷精微及输布津液于全身之功能，倘若没有脾的运化，其他脏器就得不到营养而停止活动，呼吸也会终止。其脉在中，一指脾居中州，介乎阴阳上下之交；二指在一呼一吸中，在心肺与肝肾的脉气中都有脾的脉气。即无论浮取、沉取，各种脉象都有从容和缓的感觉。

　　④ 浮者阳也：脉象的名称。指脉位比较浅表。《脉经》云："举之有余，按之不足。"诊脉时用轻微的指压力，即能感到明显的脉象，重按反觉指下搏动减弱。这里浮脉是指正常脉象。玄医曰："心肺阳也，其脉当浮。"

　　⑤ 沉者阴也：脉象的名称。指脉位比较深沉，与浮脉相反。《脉经》云："举之不足，按之有余。"诊脉时须用较大的指压力方能感觉到。这里沉脉也是指正常脉象。玄医曰："肾肝阴也，其脉当沉。故阴阳脉法，宜因浮沉而别也。"

心肺俱浮，何以别之？

然：浮而大散①者心也；浮而短涩②者肺也。

肾肝俱沉，何以别之？

然：牢而长③者肝也；按之濡，举指来实④⑤者肾也。脾者中州⑥，故其脉在中。是阴阳之法也。

脉有一阴一阳，一阴二阳，一阴三阳；有一阳一阴，一阳二阴，一阳三阴。如此言之，⑦寸口有六脉俱动邪⑧？

然：此言者，非有六脉俱动也，谓⑨浮、沉、长、短⑩、

① 大散：两种脉象的名称。脉体形较正常为大的叫大脉，浮而散漫的为散脉。这里均指正常脉象。张寿颐曰："心气发皇，如夏令畅茂之象，合德于火，故脉大而散，言其飞扬腾达，如火焰之飙举，非涣散不收之散脉。"

② 短涩：两种脉象的名称。脉体不满原来位置的为短脉；搏动艰涩不流利的为涩脉。这里均指正常脉象。张寿颐曰："肺气肃降，如秋令收敛之状，合德于金，故脉短而涩，言其抑降肃穆，如金体之凝重，非涩而不流之涩脉。"

③ 牢长：两种脉象的名称，沉伏而有力的为牢脉，脉体超过原来位置的为长脉。这里是指正常脉象，形容脉长而有力。张寿颐曰："肝禀春升之性，合德于木，故脉坚牢以其坚固不摇，非三部沉实之牢脉，长以状其挺秀端直，亦非上鱼入尺之长脉。"

④ 实：《太平圣惠方》作"疾"。

⑤ 濡实：两种脉象的名称。濡，音义同"软"。濡脉浮细而软，轻按略有感觉，重按又似无脉；实脉浮取、中取和沉取都搏动有力。这里是指正常脉象。张寿颐曰："肾禀冬藏之性，合德于水，故脉濡而外柔内刚。濡以言其态度之冲，非软弱委靡之濡脉；实以言其体质之沉著，亦非实大坚强之实脉。"

⑥ 中州：即中焦。

⑦ 如此言之：原为"如此之言"按："之言"二字误倒，今据《脉经》第一、《千金》卷第二十八改。

⑧ 邪：同"耶"字，作疑问词。

⑨ 谓：《句解》此下有"脉来"二字。

⑩ 短：脉象的名称，与长脉相对。脉短而小，不能满本位，往来艰涩，好像局限于中间称短脉。

滑①、涩也。浮者阳也，滑者②阳也，长者③阳也；沉者阴也，短者阴也，涩者阴也。所谓一阴一阳者，谓脉来沉而滑也，一阴二阳者，谓脉来沉滑而长也，一阴三阳者，谓脉来浮滑而长，时一沉也；所谓一阳一阴者，谓脉来浮④而涩也，一阳二阴者，谓脉来长而沉涩也，一阳三阴者，谓脉来沉涩而短，时一浮也。各以其经所在，名病⑤逆顺也。⑥

【语译】

四问：脉象有区别阴阳的方法，这是怎么回事呢？

答：呼出之气与心和肺相应，吸入之气与肝和肾相应。在呼气与吸气的过程中间，脾的脉气禀受水谷精微之气而成，脾的脉气就包涵于呼吸沉浮之中。浮脉属于阳脉，沉脉属于阴脉，所以说脉象有阴阳的区别。

心和肺都是浮脉，用什么方法来区别它们呢？

答：浮脉且脉体较大具有放散感的脉形是心脉；浮脉且脉体较短具有涩滞感的脉形是肺脉。

肾和肝都是沉脉，用什么方法来区别它们呢？

答：脉形呈牢脉而较长的是肝脉；重按较濡，抬指轻按又较有力的是肾脉。脾脏居于中焦，所以它的脉象就涵在脉的沉

第四难

① 滑：脉象的名称。与涩脉相对。脉往来流利，似圆滑的珍珠从指下一滑而过，频率并不增加者为滑脉。

②③ 滑者/长者：按"滑"、"长"两字误倒，律以下文短者、涩者，则上文自当曰长者、滑者，文才相对，应据《脉经》改。

④ 浮：《难经章句》云：泰定本"浮"作"滑"。

⑤ 名病：《千金》卷二十八第八、《太平圣惠方》卷一辨阴阳脉法中，"名病"并作"言病之"。

⑥ 各以其经所在，名病逆顺也：十二经分别属于各脏腑，其经所在即代表各个脏腑。脉象反常，疾病较重，预后不良的叫逆；脉象正常，疾病较轻，预后良好叫顺。因此病变的轻重、预后的良恶、病情是否与四季气候对应，都可以根据各脏腑相应部位的脉象来进行分析判断。故杨玄操云："随春夏秋冬，观其六脉之变，则知病之逆顺也。"

浮之中，以上这些就是区别脉象阴阳的方法。

　　脉象有一阴一阳，一阴二阳，一阴三阳；又有一阳一阴，一阳二阴，一阳三阴。如果这样说，难道寸口有六种脉象一齐搏动吗？

　　答：这样形容，并不是说六种脉象一齐搏动，而是说脉象有浮、沉、长、短、滑、涩六种。浮脉是阳脉，滑脉是阳脉，长脉是阳脉；沉脉是阴脉，短脉是阴脉，涩脉是阴脉。所谓一阴一阳，讲的是脉来沉而兼滑；一阴二阳，讲的是脉来沉兼滑而长；一阴三阳，讲的是脉来浮兼滑而长之中，有时又出现沉象。所谓一阳一阴，讲的是脉来浮而兼涩；一阳二阴，讲的是脉来长兼沉而涩；一阳三阴，讲的是脉来沉涩兼短，有时又出现浮象。应根据各自经脉所在部位的变化，来辨别疾病的逆和顺。

【按语】

　　本难主要讨论脉的阴阳属性问题。以部位而言，用深浅划分阴阳，提出"浮者为阳，沉者为阴"；用位置前后划分阴阳，三难提出"关前为阳，关后为阴"；以脉象而言，本难举出浮沉、长短、滑涩六种脉象，浮、长、滑为阳，沉、短涩为阴。启示读者以此为例，选择有代表性的脉象以概括其他脉象，这样便于执简驭繁，提纲挈领。

　　文中从"心肺俱浮"至"是阴阳之法也"一段中所举各脉，是描述心、肺、肝、肾诸脏的正常脉象，虽然也借用了牢、濡、短、涩等脉象，但只是形容其近似情况，并非病脉。《素问》中类似描述正常脉象的地方很多，可参考。

　　最后指出脉象的出现，往往交互参见，提示临症时必须善于分析，认真体味，细心辨别，方能判断疾病所在、轻重和预后良恶。

第 五 难

【提要】

本难论述了切按寸口脉的轻重指法，并形象地以菽的数量作为指力的压力计量单位，来确定五脏脉位的深浅层次。

【原文】

五难曰：脉有轻重，① 何谓也？

然：初持脉②，如三菽③之重，与皮毛相得者，肺部也。如六菽之重，与血脉相得者，心部也。如九菽之重，与肌肉相得者，脾部也。如十二菽之重，与筋乎者，肝部也。按之至骨，举指来疾④者，⑤ 肾部也。⑥ 故曰轻重也。

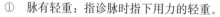

① 脉有轻重：指诊脉时指下用力的轻重。

② 持脉：《说文·手部》云："持，握也。""握脉"引申为按脉、切脉。

③ 菽："豆的总称。"豆"为古代计量重量的单位。《说苑·辨物》："十六黍为一豆，六豆为一铢。"这里是以菽的数量作为力的计量单位，来约略说明切脉应使用的指力。

④ 举指来疾：举指，此指重按至骨后，略微抬起指腹。来疾，脉来有力而急迫。周学海解释曰："脉，血也。其动，气也。肾间水火，真气所蒸。按之至骨，则脉道阻。其气过于指下，微举其指，其来觉疾于前，此见肾气蒸动，勃不可遏，故曰肾部也。"

⑤ 按之至骨，举指来疾者：疾，疑应为"实"字。四难曰："按之濡，举指来实者，肾也。"亦为"实"。且"实"与"濡"相对，故应作"实"为是。

⑥ 肾部也：部，原缺。律以上下文例，并据《句解》、《本义》、《集览》本补。按《伤寒论》切脉法成无己注引此句下有"各随所主之分，以候脏气"十字，似应据补。检虞庶注："夫如是乃知五脏之气，更相灌溉，六脉因兹亦有准绳，可以定吉凶，可以言疾病。"是虞注所据本亦有此十字，故其注云然。

【语译】

　　五问：切脉的指法有轻有重，这是怎么回事呢?

　　答：开始切脉时，指力如三粒大豆的重量，轻按皮毛就能得到的脉象是肺部脉；指力如六粒大豆的重量，按至血脉就能得到的脉象是心部脉；指力如九粒大豆的重量，按至肌肉就能得到的脉象是脾部脉；指力如十二粒大豆的重量，按至与筋相平就能得到的脉象是肝部脉；按至骨骼，把指略微上抬，就感到脉来有力而急迫的脉象是肾部脉。所以说，在切脉指法上是有轻有重的。

【按语】

　　本难阐述了诊脉的基本指法，先轻手浮取；以后逐渐加重力量，来感受和体察不同力度下脉象的变化。

　　文中详细说明了轻重手法诊察五脏脉象的原因。肺主皮毛，故以三菽之重轻取皮毛以候肺脉；心居肺下，主血脉，故以六菽之得按至血脉以候心脉；脾在心下，主肌肉，故以九菽之重中取至肌肉以候脾脉；肝在脾下，主筋，故以十二菽之重重按至筋，以候肝脉；肾位最下，主骨，故须特重按至骨，以候肾脉。其中肾脉未言菽数，前人认为当为十五菽之重。如滑伯仁曰："肾不言菽，以类推之，当如十五菽之重。"目前临床采用的浮、中、沉三种切脉指法，即源于此。

第 六 难

【提要】

　　本难以浮取、沉取所得脉象之大小，来区别身体的阴阳虚实。

【原文】

　　六难曰：脉有阴盛阳虚，阳盛阴虚，① 何谓也？

　　然：浮之②损小③，沉之④实大⑤，故曰阴盛阳虚。沉之损小，浮之实大，故曰阳盛阴虚。是⑥阴阳虚实之意也。

【语译】

　　六问：脉象有阴盛阳虚，有阳盛阴虚，这是怎么回事呢？

　　答：浮取感到脉象减弱细小，沉取感到脉象充实洪大，因此叫做阴盛阳虚。沉取感到脉象减弱细小，浮取感到脉象充实洪大，因此叫做阳盛阴虚。这就是所说阴阳虚实的意思。

第六难

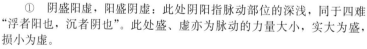

　　① 阴盛阳虚，阳盛阴虚：此处阴阳指脉动部位的深浅，同于四难"浮者阳也，沉者阴也"。此处盛、虚亦为脉动的力量大小，实大为盛，损小为虚。

　　②④ 浮之/沉之：切脉的指法。浮之即轻按，沉之即重按。

　　③⑤ 损小/实大：损，减少，不足；小，小脉。损小指细弱的脉象。实大，亦指脉象，与损小脉相对，指坚实洪大的脉象。

　　⑥ 是：《千金》卷二十八第八，"是"字后有"谓"字。

第 七 难

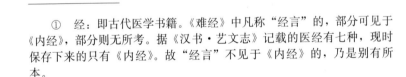

【提要】

　　本难叙述了脉象与自然环境的密切关系。一年可分为六个时节，分属三阴三阳，各有自己的旺盛之时。人之脉象变化，与六个时节的三阴三阳之时相对应，而有三阴三阳之旺脉。

【原文】

　　七难曰：经①言少阳之至②，乍③大乍小，乍短乍长；阳明之至，浮大而短；太阳之至，洪④大而长；太阴⑤之至，紧⑥大⑦而长；少阴⑧之至，紧细⑨而微⑩⑪；厥阴之至，沉

　　① 经：即古代医学书籍。《难经》中凡称"经言"的，部分可见于《内经》，部分则无所考。据《汉书·艺文志》记载的医经有七种，现时保存下来的只有《内经》。故"经言"不见于《内经》的，乃是别有所本。

　　② 少阳之至：《脉经》卷五第二扁鹊阴阳脉法、《素问·平人气象论》新校正引《扁鹊阴阳脉法》"至"作"脉"。

　　③ 乍：或，忽，不定的意思。

　　④ 洪：脉象的名称。脉形大而有力，满于指下，来势盛大，去势较弱。

　　⑤ 太阴：《脉经》卷五扁鹊阴阳脉法第二作"少阴"。

　　⑥ 紧：脉象的名称。脉搏力量强，如同"牵绳转索"一样。

　　⑦ 大：《脉经》卷五"大"作"细"。

　　⑧ 少阴：《脉经》卷五扁鹊阴阳脉法第二作"太阴"。

　　⑨ 细：脉象的名称。脉形细小，但仍能清楚地触到。

　　⑩ 而微：《脉经》无此二字。

　　⑪ 微：脉象的名称。脉搏细软，几乎不能触及，若有若无。

短而敦①②。此六者，是平脉③邪④？脉病脉邪？

然：皆王脉⑤也。

其气以何月，各王几日？

然：冬至之后，得甲子⑥少阳王⑦，复得甲子⑧阳明王⑨，复得甲子太阳王⑩，复得甲子太阴⑪王⑫，复得甲子少阴⑬王⑭，复得甲子厥阴王⑮。王各六十日，六六三百六十

---

① 沉短而敦：《脉经》"敦"作"紧"。厥阴为阴之尽，其脉沉短而紧，正与冬令深藏固密之义相合。

② 敦：厚的意思。这里形容脉象敦厚稳重。

③ 平脉：正常的脉象。

④ 邪：同"耶"。疑问词。

⑤ 王脉：王，通"旺"字。旺盛之意。《庄子·养生主》："神虽王，不善也。"南朝·宋·刘义庆《世说新语·雅量》："太傅神情方王。"唐·薛能《春日闲居》诗："花繁春正王，茶美梦初惊。"本难将一年分为六个时段，分别为三阴三阳之气旺盛之时，称为"王时"，适应"王时"正常变化所出现的脉象，称为旺脉。现今仍在运用的脉象如"春弦、夏钩、秋毛、冬石"等，亦属于当令的旺脉之类。

⑥ 得甲子：《集览》本"得"字上前有"初"字。

⑦ 少阳王：即少阳当旺。吕广曰："少阳王正月、二月，其气尚微少，故脉来进退无常。"

⑧ 甲子：古人用作纪年、月、日、时的符号，此处用于纪日。甲为十天干之首，子为十二地支之首。以天干配地支，从甲子日起，顺次相配，到天癸止，共六十日。一年中有六个甲子周，共三百六十日。

⑨ 阳明王：阳明当旺。吕广曰："阳明王三月、四月，其气始萌未盛，故其脉来浮大而短。"

⑩ 太阳旺：吕广曰："太阳王五月、六月，其气太盛，故其脉来洪大而长。"

⑪ 太阴：《脉经》卷五扁鹊阴阳脉法第二作"少阴"。

⑫ 太阴王：吕广曰："少阴（应作太阴，与下误倒）王七月、八月，乘复余阳，阴气未盛，故其脉紧大而长。"

⑬ 少阴：《脉经》卷五扁鹊阴阳脉法第二作"太阴"。

⑭ 少阴王：吕广曰："太阴（应作少阴）王九月、十月，阳气衰而阴气盛，故其脉来紧细而微。"

⑮ 厥阴王：吕广曰："厥阴王十一月、十二月，阴气盛极，故言厥阴，其脉来沉短以敦。"

第七难

日，以成一岁。此三阳三阴之王时日大要也。

【语译】

　　七问：古代医学经典著作上说，少阳时令的脉搏形态是忽大忽小，忽短忽长的；阳明时令的脉搏形态是浮大而短的；太阳时令的脉搏形态是洪大而长的；太阴时令的脉搏形态是紧大而长的；少阴时令的脉搏形态是紧细而微的；厥阴时令的脉搏形态是沉短而紧的。这六种脉象，是正常人的脉象呢？还是病人的脉象呢？

　　答：这些都是符合时令季节的旺脉。

　　它和时令的相应是在哪些月份，各旺多少天呢？

　　答：从冬至以后遇到的第一个甲子日算起，是少阳当旺的时期；再从遇到的第二个甲子日算起，是阳明当旺的时期；再从遇到的第三个甲子日算起，是太阳当旺的时期；再从遇到的第四个甲子日算起，是太阴当旺的时期；再从遇到的第五个甲子日算起，是少阴当旺的时期；再从遇到的第六个甲子日算起，是厥阴当旺的时期。每一当旺的时期，各为六十天，六六三百六十天，就成为了一年。这就是三阳三阴在一年当中当旺时日的大概情况。

【按语】

　　本难说明脉象随季节更替而呈现出规律性的变化，即依阴阳消长的变化而有所不同。这是中医学中人与自然相应的基本观点在脉诊方面的具体体现。它与十五难中春脉弦、夏脉钩、秋脉毛、冬脉石的精神是一致的。提示人们诊脉时，需要了解四时脉象的正常变化。

第 八 难

【提要】

　　本难分析了寸口脉正常而患者却死亡的原因，认为主要是由于生气独绝于内。指出了生气之原的部位及其重要性。

【原文】

　　八难曰：寸口脉①平②而死者，何谓也？

　　然：诸十二经脉者，皆系③于生气之原④。所谓生气之原者，谓十二经之根本也，⑤谓肾间动气⑥也。此五脏六腑之本，十二经脉⑦之根，呼吸之门⑧，三焦之原⑨。一名守

---

　　①　寸口脉：这里是指寸部脉。

　　②　平：正常无病为平。《素问·平人气象论》："平人者，不病也。"此处指脉无病象。

　　③　系：连属、联系之意。

　　④　生气之原：生气，即原气，亦称元气。原，根本、根源的意思。

　　⑤　谓十二经之根本也：孙鼎宜曰："谓八字疑衍文。《脉经》卷四第一'谓'上有'非'字，亦不可通。"

　　⑥　肾间动气：通常指两肾之间所藏的元阳之气。古人解释有二说。其一认为是冲脉所主之气。如吕广注："夫气冲之脉者，起于两肾之间，主气，故言肾间动气。"丹波元胤云："可见动气者，冲脉所主之气，真元之阳，三焦气化之源，而生命系焉。"其二，认为指肾与命门之气。如丁德用曰："肾间动气者，谓左为肾，右为命门。"然而冲脉之气与肾气不能截然分割，故以上二说可以互相补充。

　　⑦　脉：《集览》本无。

　　⑧　呼吸之门：门，门户，司开合出入，含有"关键"之意。呼吸之门，即指司呼吸之气开合出入的关键之处。可联系"肺为气之主，肾为气之根"理解。徐大椿曰："吸入肾与肝，故为呼吸之门，即所谓'动气'是也。"

　　⑨　三焦之源：三焦气化的发源地。

邪之神①。故气者，人之根本也，根绝则茎叶枯②矣。寸口脉平而死者，生气独绝于内也。

【语译】

八问：寸口脉搏正常而患者却死亡了，这是什么原因呢？

答：所有十二经脉，都联系着元气的本原。所谓元气的本原，说的是十二经的根本，也就是说两肾之间的动气。这是五脏六腑的本原，是十二经脉的根原，呼吸功能的关键，三焦气化功能的发源地，又可称之为防御外邪侵袭的一种功能。因此说元气是人生命的根本，好比树根死了，那么茎叶也就枯槁了。寸口脉搏正常而患者却死亡的原因，是因为元气已经衰竭于内了。

【按语】

本难着重阐明了生气在人体中的重要性及其与尺脉的关系。生气即肾中所藏原气，它关系到整个人体的生命活动。文中说它是"五脏六腑之本，十二经脉之根，呼吸之门，三焦之原"，也是"守邪之神"，可见其在人体中的重要性。原气不足则抗邪力弱，原气衰竭就会导致死亡。

测候生气之根本，主要依据尺部的脉象。正如吕广所言："人的尺脉为根本，寸脉为茎叶，寸脉虽平，尺脉绝，上部有脉，下部无脉者死也。"此说与十四难"譬如人之有尺，树之有根，枝叶虽枯槁，根本将自生"的论点正相符合。后世"脉贵有根"之理论也来源于此。

另外，《难经本义》评论："此篇与第一难之说，义若相

①　守邪之神：守，防守、防卫。神，这里指人体防御外邪侵袭的功能。

②　根绝则茎叶枯：《脉经》卷四第一"茎"前无"叶"字。《圣济总录》卷十三劳风引"绝"作"弱"。

黄帝八十一难经

悖，然各有所指也，一难以寸口决死生者，谓寸口为脉之大会，而谷气之变见也。此篇以原气言也。人之原气盛则生，原气绝则寸口脉虽平犹死也。原气言其体，谷气言其用也。"可供参考。

关于三焦问题，参阅本书六十六难。

第八难

第九难

【提要】

本难以迟脉、数脉来区分脉象的阴阳属性，并以此辨别脏腑寒热之病。

【原文】

九难曰：何以别知①脏腑之病耶？

然：数②者，腑也，迟③者，脏也。数则为热，迟则为寒。④ 诸阳为热，诸阴为寒。故以别知脏腑之病也。

【语译】

九问：从脉象上看，怎样辨别脏腑的疾病呢？

答：数脉主腑病，迟脉主脏病。数脉提示热证，迟脉提示寒证。一般出现阳脉的多见热证，一般出现阴脉的多见寒证。因此可以根据脉象来区别脏腑的病变。

【按语】

本难所述乃为脏病腑病寒热的多数情况。但临床上不能截然以脏腑来分寒热，而须详察病情，知常达变。如古林正祯所

---

① 何以别知：《脉经》卷一第八作"脉何以知"。《类说》卷三十七引《难经》，别字后无"知"字。

② 数：脉象的名称。脉搏跳动快，一呼一吸的时间内，脉搏超过五次者。

③ 迟：脉象的名称。脉搏跳动慢，一呼一吸的时间内，脉搏不满四次者。

④ 数则为热，迟则为寒：《脉经》作"数即有热，迟即生寒"。

言："此越人示大概模范而已。腑者，阳也，其病多属阳而为热，故以数为腑病；非惟数也，见诸阳脉者，皆为腑病也。脏者，阴也，其病多属阴而为寒，故以迟为脏病；非惟迟也，见诸阴脉者，皆为脏病也。数亦有脏病，脏亦有热病；迟亦有腑病，腑亦有寒病。临病察脉，不可执滞。"

第九难

第 十 难

【提要】

本难用心与小肠举例，论述五脏五腑之邪互为传变所出现的十种不同的脉象变化。

【原文】

十难曰：一脉为十变①者，何谓也？

然：五邪②，刚柔相逢③之意也。假令心脉急甚④者，肝邪干⑤心也；心脉微急者，胆邪干小肠也；心脉大甚者，心邪自干心也；心脉微大者，小肠邪自干小肠也；心脉缓⑥甚者，脾邪干心也；心脉微缓者，胃邪干小肠也；心脉涩甚者，肺邪干心也；心脉微涩者，大肠邪干小肠也；心脉沉甚者，肾邪干心也；心脉微沉者，膀胱邪干小肠也。五脏各有刚柔邪，故令一脉辄变为十也。

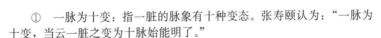

① 一脉为十变：指一脏的脉象有十种变态。张寿颐认为："一脉为十变，当云一脏之变为十脉始能明了。"

② 五邪：邪，指不正之气，这里泛指一切致病因素。五脏、五腑的病邪，统称为五邪。

③ 刚柔相逢：刚柔，矛盾的两个方面，这里引申为脏腑。腑属阳为刚，脏属阴为柔。相逢，相互影响、传变之意。与下文中"相干"意思一样。虞庶曰："于本位见他脉，故曰相逢，干也。"

④ 心脉急甚：心脉，指左寸部的脉搏。急，脉象的名称，指急迫有力、弦紧的脉象，为肝胆的本脉。

⑤ 干：侵犯。

⑥ 缓：脉象的名称。脉搏略慢，一呼一吸的时间内，脉搏四次。

【语译】

十问：一脏的脉象有十种变态，这是因为什么造成的呢？

答：这是五脏和五腑之邪，相互影响，相互乘袭传变的意思。例如心脉急象很明显，是肝脏病邪侵犯心脏所致；心脉急象较轻微，是胆腑病邪侵犯小肠所致；心脉大象很明显，是心脏病邪自犯心脏所致；心脉大象较轻微，是小肠腑病邪自犯小肠所致；心脉缓象很明显，是脾脏病邪侵犯心脏所致；心脉缓象较轻微，是胃腑病邪侵犯小肠所致；心脉涩象很明显，是肺脏病邪侵犯心脏所致；心脉涩象较轻微，是大肠腑病邪侵犯小肠所致；心脉沉象很明显，是肾脏病邪侵犯心脏所致；心脉沉象较轻微，是膀胱腑病邪侵犯小肠所致。五脏各有脏腑之邪相互乘袭影响，所以使一脏的脉象往往变化为十种形态。

【按语】

脏腑疾病可相互影响、传变，表现在脉象上则产生多种变态。本难是从以下几个方面来说明的：

1. 五脏在寸、关、尺三部各有一定的部位。五难中以切脉时用力轻重作为脉位深浅分部，十八难以寸关尺三部分部。而本难有"心脉沉甚"之说，如果按五难的浮沉分部法则无法理解，故此处当以寸关尺分部为是。

2. 五脏与五腑相配合，但脉象与脉位，是以脏为主的。脏病较深较重，腑病较浅较轻，并列举心脉为例说明之，其余可以此类推。其中提示了五脏邪相干者，其脉象甚，五腑邪相干者，其脉象微。实际在临床上，脏腑疾病及其相互传变、影响的关系非常复杂，其脉象的变化也甚为繁多。必须从实际出发，脉证互参，客观分析，不可拘泥，更不能死板地公式化。正如《难经汇注笺正》中所云："脏脉甚而腑脉微，说得太呆。须知脏腑诸气，随在变迁，无病之脉已是各随其人之体质而强弱不同，若其有病，则进退盛衰，更无一定，岂可拘泥不化。"

第十难

3. 五脏各有一定的脉象，如心脉大，肝脉急，脾脉缓，肺脉涩，肾脉沉。本经中多难谈及，其内容大同小异，略有区别，兹将本经中论述五脏脉象的内容，归纳如下表：

		心脉	肺脉	肝脉	脾脉	肾脉
四	难	浮大而散	浮短而涩	牢而长	在中	按之濡，举指来实
十	难	大	涩	急	缓	沉
十三难		浮大而散	浮涩而短	弦而急	中缓而大	沉濡而滑
十五难		来疾去迟，故曰钩	轻虚以浮，故曰毛	濡弱而长，故曰弦		沉濡而滑，故曰石
十七难			浮短而涩	强急而长		
四十九难		大	涩	弦	缓	濡

黄帝八十一难经

第十一难

【提要】

本难提出脉象中出现歇止脉，是由于脏气衰竭所造成的。并根据四难呼出心与肺，吸入肾与肝的说法和阴吸阳呼的理论，进一步说明最先竭尽的当为肾气。

【原文】

十一难曰：经言脉不满五十动而一止①，一脏无气者，何脏也？

然：人吸者随阴入，呼者因阳出②③。今吸不能至肾，至肝而还，故知一脏无气者，肾气先尽也。

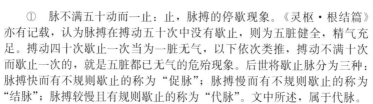

① 脉不满五十动而一止：止，脉搏的停歇现象。《灵枢·根结篇》亦有记载，认为脉搏在搏动五十次中没有歇止，则为五脏健全，精气充足。搏动四十次歇止一次当为一脏无气，以下依次类推，搏动不满十次而歇止一次的，就是五脏都已无气的危殆现象。后世将歇止脉分为三种：脉搏快而有不规则歇止的称为"促脉"；脉搏慢而有不规则歇止的称为"结脉"；脉搏较慢且有规则歇止的称为"代脉"。文中所述，属于代脉。

② 人吸者随阴入，呼者因阳出："人"字为衍文，吸、呼二句误倒。一难曰"呼吸定息"，四难曰"呼吸之门"，十四难为"呼吸再至"，均为先云呼后云吸，而该处先吸后呼，显系误倒。应据《难经集注·四难》丁注所引"呼者因阳出，吸者随阴入"改。

③ 吸者随阴入，呼者因阳出：与四难"呼出心与肺，吸入肾与肝"意思相同。阴阳，在这里指脏器的上下部位而言。肝肾在下为阴，心肺在上为阳。又因吸入和向下都为阴的属性，吸入之气由上向下，深入肝肾，故"吸者随阴入"；呼出和向上都为阳的属性，呼出之气由下而上，出于心肺，故呼者因阳出。

【语译】

十一问：古代经典著作中说：脉搏跳动不满五十次而歇止一次，是一脏没有了生气，究竟是哪一脏没有了生气呢？

答：人在吸气的时候，气是随着肝肾的阴分而深入的，人在呼气的时候，气是随着心肺的阳分向外排出的。现在吸入的气，不能达到肾脏，仅到肝便返回去了，所以知道一脏没有气的，是肾脏的生气先衰竭了。

【按语】

临床上歇止脉的出现，其病机有多种情况，各有不同。如气血虚弱者可见，气滞血瘀者亦可见，甚则还偶见于正常人，至于属于哪一脏器疾病，应该结合其他见证合参，加以具体分析，不能仅凭几动一代即诊断哪一脏器无气或肾气先尽。所以《难经经释》评论曰："按灵（枢）根结篇四十动一代，一脏无气，至不满十动一代，五脏无气云云，并不指明先绝之脏，盖必审其何脏受病，则何脏先绝，此定理也。若此所云，则一肾、二肝、三脾、四心、五肺，不必以受病之脏为断，恐无是理"。

本难以"今吸不至肾，至肝而还"来判知"一脏无气者，肾气先尽也"。从中分析，可以得知病者于脉不满五十动一止的同时，还兼有呼吸短浅的症状。呼吸虽为肺所主，但气之本则在于肾。脉随气动，今吸气不及肾，不满五十动而止，故知肾气先尽。张介宾云："凡病将危者，必气促如喘，仅呼吸于胸中数寸之间，盖其真阴绝于下，孤阳浮于上，此气短之极也。……夫人之生死由乎气，气之聚散由乎阴，残喘得以尚延者，赖一线之气未绝耳，此脏气之不可不察也。"（《类经》卷五第四注）张氏之言，很有参考价值。

第十二难

【提要】

本难主要讨论误治问题。指出对于五脏虚证、实证，应用绝阳补阴、绝阴补阳的治法而造成患者死亡，是由于医者犯了实实虚虚，损不足、益有余的原则性错误。

【原文】

十二难曰：经言五脏脉已绝于内^①，用针者反实其外；^②五脏脉已绝于外，用针者反实其内。内外之绝，何以别之？

然：五脏脉已绝于内者，肾肝气已绝于内也，而医反补其心肺；五脏脉已绝于外者，心肺气^③已绝于外也，而医反补其肾肝。阳绝补阴，阴绝补阳，是谓实实虚虚^④，损不足

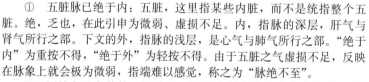

① 五脏脉已绝于内：五脏，这里指某些内脏，而不是统指整个五脏。绝，乏也，在此引申为微弱、虚损不足。内，指脉的深层，肝气与肾气所行之部。下文的外，指脉的浅层，是心气与肺气所行之部。"绝于内"为重按不得，"绝于外"为轻按不得。由于五脏之气虚损不足，反映在脉象上就会极为微弱，指端难以感觉，称之为"脉绝不至"。

② 用针者反实其外：用针者，采用针刺疗法治疗疾病的人。实，形容词用作动词，使动用法。在此引申为补。

③ 心肺气："气"字原作"脉"，显系误字。《灵枢·九针十二原》篇："五脏之气，已绝于外。"上文曰："肾肝气"，此处如为心肺气，则上下相合。作"脉"者，蒙上"五脏脉"而误。据改。

④ 实实虚虚：前一实字为动词，指用补法，后一实字为名词，指实证。虚虚与实实相对，前一虚字为动词，指用泻法，后一虚字为名词，指虚证。

益有余。① 如此死者，医杀之耳。②

【语译】

十二问：古代经典著作中说：五脏的脉象反映出内部脏气已经虚损，医生用针刺治疗时，反补其外部；五脏的脉象反映出外部已经虚损，医生用针刺治疗时，反补其内部。像这种内外虚损的情况，用什么方法来辨别呢？

答：五脏脉在内部已经虚损的病人，肝肾之气在内部已经虚损了，而医生反而去补其心肺；五脏脉在外部已经虚损的病人，心肺之气在外部已经虚损了，而医生反而去补其肾肝。属阳的心肺脏器虚损了，反而补属阴的肾肝，属阴的肾肝脏器虚损了，反而补属阳的心肺，这就叫做使实证更实，使虚证更虚，损害不足的脏器，补益有余的脏器，像这样死亡的患者，都是医生给害死的呀！

【按语】

关于五脏之气绝于内、绝于外的误治问题，《灵枢·九针十二原》亦有论述，可参阅。吕广注释曰："心肺所以在外者，其脏在膈上，上气外为荣卫，浮行皮肤血脉之中，故言绝于外也。肾肝所以在内者，其脏在膈下，下气内养筋骨，故言绝于内也。"玄医云："五脏脉绝于内者，脉口沉之脉不至也，五脏脉绝于外者，脉口浮之脉不至也。大抵持脉口浮之候心肺气，沉之候肾肝气。沉之脉不至，知肾肝气绝矣，然医反补心肺，则实实虚虚实矣。浮之脉不至，知心肺气绝矣，然医反补肾脏，则实实虚虚是矣。"

关于"实实虚虚，损不足，益有余"句，可参阅本书八十

① 损不足益有余：益字前应有"而"字，应据《八十一难》补。
② 医杀之耳：耳，语气虚词。即医生误治所造成的呀。

一难。任锡庚曰："凡补泻与所见之脉不合，皆谓实实虚虚。推其原，在见脉不真，故用针始谬。所以此章但言用针，而列于论脉之次，职此故也。"

第十二难

第十三难

【提要】

本难讨论了脉诊与色诊、尺肤诊以及闻诊、问诊等诊法应当相应参照的问题。指出诊察疾病时，要结合患者的脉象、尺肤以及声、色、臭、味等各方面的情况辨证，判断预后。并举肝病之色脉不相应者为例，按五行学说，具体说明见何种脉为相生，何种脉为相胜。

【原文】

十三难曰：经言见其色而不得其脉，反得相胜之脉①者即死，得相生之脉②者，病即自已。色之与脉当参相应，③为之奈何？

然：五脏有五色，④ 皆见于面，亦当与寸口、尺内⑤相

32

---

①② 相胜之脉/相生之脉：这里用五行生克的理论说明五脏与色脉的关系。五行生克理论的要点是，肝属木，心属火，脾属土，肺属金，肾属水。五行相生次序：木生火，火生土，土生金，金生水，水生木。五行相克次序：木克土，土克水，水克火，火克金，金克木。五脏各有一定的色脉，它们之间如果出现相克的情况，叫做相胜，又叫相乘；如果出现相生的情况，就叫相生。通常相生的预后好，相胜的预后不良。例如肝色青，得心脉为木生火，得肾脉为水生木，二者都是相生之脉；得肺脉为金克木，得脾脉为木克土，均是相胜之脉，其余以此类推。

③ 色之与脉当参相应：参，合参。相应，互相适应，符合。当身体某一脏有病时，该脏所特有的颜色和脉象，同时出现在面部和寸口的叫色脉当参相应。

④ 五脏有五色：《史记·扁鹊仓公列传》正文引《八十一难》"有"下无"五"字。

⑤ 寸口、尺内：寸口，这里统指寸、关、尺三部。尺内，指前臂内侧从腕横纹至肘横纹的皮肤，计长同身寸一尺，亦称尺肤。

应。假令色青，其脉当弦^①而急；色赤，其脉^②浮大而散；色黄，其脉^③中缓而大；色白，其脉^④浮涩而短；色黑，其脉^⑤沉濡^⑥而滑。此所谓五色之与脉^⑦，当参相应也。脉数，尺之皮肤亦数；^⑧脉急，尺之皮肤亦急；脉缓，尺之皮肤亦缓；脉涩，尺之皮肤亦涩；脉滑，尺之皮肤亦滑。

五脏各有声、色、臭^⑨、味，当与寸口、尺内相应，其不^⑩应者病也。假令色青，其脉浮涩而短，若大而缓为相胜；浮大而散，若^⑪小而滑为相生也。经言知一^⑫为下工，知二^⑬为中工，知三^⑭为上工。上工者十全^⑮九，中工者十全七，下工者十全六。此之谓也。

33

【语译】

十三问：古代经典医著中说：看到病人所呈现的面色，而

①　弦：脉象的名称。脉形长而直，如按弓弦。

②③④⑤　其脉：马氏《难经正义》引何承云曰："'其脉'字下，俱该有一'当'字。"

⑥　濡：《佚存》本作"涩"。

⑦　五色之与脉："五"字衍。律以上文"色之与脉当参相应，为之奈何"可证。

⑧　脉数，尺之皮肤亦数：《难经经释》徐大椿认为："按《灵（枢）》邪气脏腑病形论云，调其脉之缓急大小滑涩……今去大小而易数字。数者，一息六七至之谓，若皮肤则如何能数？此必传写之误，不然，则文义且难通矣。"《难经集注》丁德用曰："数即心也，所以臂内皮肤热也。"并录之以供参考。笔者认为"数"字释为热，于医理言尚通，应从之。

⑨　臭：嗅的意思，这里指嗅觉感知的五种气味，称为"五臭"。

⑩　其不：《难经集注》"其不"下有"相"字。

⑪　若：或也。贾公彦曰："或有或无云若，为不定之辞也。"

⑫⑬⑭　知一/知二/知三：一、二、三指色、脉、尺肤三种诊法。能掌握其中一种的为知一，掌握其中两种的叫知二，掌握其中三种的叫知三。

⑮　全：为"痊"字的古字，愈也。《周礼·天官·医师》："十全为上。"郑玄注："全，犹愈也。"

第十三难

得不到和它相适应的脉象，反而得到相胜脉象的，就会死亡；得到相生脉象的，疾病就会自然痊愈。面色和脉象应当参合相应，究竟如何用于诊察呢？

答：五脏有五种颜色，都能够表现在面部，也应当和寸口的脉象、尺肤的色泽相适应。例如病人面呈青色，他的脉象就应当为弦而带急；病人面呈赤色，他的脉象就应当为浮大而带散；病人面呈黄色，他的脉象就应当为中缓而带大；病人面呈白色，他的脉象就应当为浮涩而带短；病人面呈黑色，他的脉象就应当为沉濡而带滑；这就是所谓的五色与脉象参合相应。脉象数的，尺部的皮肤也显现热象；脉象急的，尺部的皮肤也显现紧急；脉象缓的，尺部的皮肤也显现弛缓；脉象涩的，尺部的皮肤也显现涩滞；脉象滑的，尺部的皮肤也显现滑利。

五脏各有其所属的声音、颜色、气息、味道，还应该和寸口的脉象及尺肤的色泽相适应，其不相适应的，就是有病了。例如病人面呈青色，他的脉象浮涩而带短，或者大而缓，都是相胜的脉象；脉象浮大而散，或者小而带滑，都是相生的脉象。古代经典医著上说：只知其一的是水平低的医生，能知其二的是水平较高的医生，能知其三的是水平很高的医生。水平很高的医生治疗十例患者可愈九人，水平较高的医生治疗十例患者可愈七人，水平低的医生治疗十例患者只能治愈六人。说的就是这个道理。

【按语】

本难指出诊察疾病应对病人的面色、脉象、尺部皮肤全面观察，还须综合参照病人的声、臭、味等方面的表现来辨证分析，这其中包括望诊、闻诊、切诊，与现在应用的望、闻、问、切四诊合参已初具雏形。至于文中所举具体内容和例子，应领会其原则精神，不要机械地搬用。

五行学说是一种原始、朴素的唯物论，现将其学说中五脏

黄帝八十一难经

34

的声、色、臭、味与色脉、尺肤的相应关系，列表如下，以供参考和了解。

五脏与声色臭味脉尺肤相应表

五　　脏		肝	心	脾	肺	肾
五　　行		木	火	土	金	水
五　　声		呼	笑	歌	哭	呻
五　　臭		臊	焦	香	腥	腐
五　　味		酸	苦	甘	辛	咸
五　　色		青	赤	黄	白	黑
色脉相应		弦而急	浮大而散	中缓而大	浮涩而短	沉濡而滑
脉尺相应	脉	急	数	缓	涩	滑
	尺	急	数	缓	涩	滑

第十四难

【提要】

本难着重讲了两个问题，一是损至脉所主病证及治法，二是提出脉有根本，人有元气的观点，突出尺部脉的重要性。

【原文】

十四难曰：脉有损至①，何谓也？

然：至之脉②，一呼再至曰平，③ 三至曰离经④，四至曰夺精⑤，五至曰死⑥⑦，六至曰命绝⑧⑨。此至⑩之脉也。何谓损？一呼一至曰离经，再呼一至曰夺精，三呼一至曰

---

① 损至：损，减少，在此指脉搏次数较正常人减少。至，众多，在此指脉搏次数较正常人增多。损和至的脉象，包括一般的迟脉和数脉而言。

② 至之脉：《千金翼方》卷二十五诊杂病病脉第七"至"前有"损"字。

③ 一呼再至曰平：这里的"至"字是指脉搏的次数。平，气血平和，正常之意。一呼再至，即正常人一呼气脉搏动两次。由于一吸脉亦搏动两次（文中省略了一吸再至），故正常人应在一息之间四至。

④ 离经：离，背离。经，正常的规律。

⑤ 夺精：夺，夺失，严重耗散的意思。精，精气。即严重地耗散了精气。《素问》中夺血、夺汗，其用法屡见不鲜。

⑥ 五至曰死：《太平圣惠方》卷一辨损至脉法"死"字作"困"。按，作"困"为是，本难后文"一呼五至，一吸五至，其人当困"、"虽困可治"。应据改。

⑦ 死：指病情危笃。

⑧ 命绝：《类说》引"命"下有"脉"字。

⑨ 命绝：死亡。

⑩ 此至：《难经集注》"至"作"死"，《类说》引同。按，至与损是对文，作"死"不对。据改。

36

死，四呼一至曰命绝。此①。至脉从下上②，损脉从上下③也。

【语译】

十四问：脉象有损脉有至脉，它们的情况怎样呢？

答：至脉一呼脉搏跳动两次的叫做平脉，跳动三次的叫做离经，跳动四次的叫做夺精，跳动五次的叫做死脉，跳动六次的叫做命绝，这些就是至脉的情况。什么叫损脉呢？一呼脉搏跳动一次的叫离经，两呼脉搏跳动一次的叫夺精，三呼脉搏跳动一次的叫死脉，四呼脉搏跳动一次的叫命绝。这些就是损脉的情况。至脉所主之病从下往上传变，损脉所主之病从上往下传变。

【原文】

损脉之为病奈何？

然：一损损于皮毛，皮聚④而毛落；二损损于血脉，血脉虚少⑤，不能荣⑥于五脏六腑⑦；三损损于肌肉，肌肉消瘦，饮食不能为肌肤；⑧ 四损损于筋，筋缓不能自收持⑨；⑩

37

第十四难

---

① 此损之脉也：《难经集注》"此"下有"谓"字。

②③ 下上/上下：下上，病自下向上传变，即症状出现吸序为骨、筋、肌肉、血脉、皮毛；上下，病自上向下传变，即症状出现顺序为皮毛、血脉、肌肉、筋、骨。

④ 皮聚：聚，收缩。皮聚即指皮肤表面收缩而有皱褶。

⑤ 虚少：《玉函经》崔嘉彦注引《难经》无"少"字。

⑥ 荣：滋润。

⑦ 五脏六腑：《千金翼》卷二十五第七"五脏"后无"六腑"二字。

⑧ 饮食不能为肌肤：《圣济总录》卷八十九虚劳羸瘦、卷一百八十五补益总论引《黄帝难经》、《普济方》一百二十二引《难经》"不"字下无"能"字。

⑨ 收持：《千金翼方》卷二十五诊杂病脉第七"收"作"扶"。

⑩ 不能自收持：收持，用手取物，执物。在此引申为肢体的动作。即指筋弛纵，运动功能减退或丧失。

五损损于骨，骨痿不能起于床。反此者，至脉之病也。^① 从上下者，骨痿不能起于床者死；从下上者，皮聚而毛落者死。

【语译】

损脉的病证是怎样的呢？

答：一损损害了肺所主的皮毛，出现皮肤皱缩和毛发脱落；二损损害了心所主的血脉，出现血脉虚衰不足，不能营养五脏六腑；三损损害了脾所主的肌肉，出现肌肉消瘦，饮食的水谷精微不能润泽肌肤；四损损害了肝所主的筋，出现筋弛缓，不能自动支持；五损损害了肾所主的骨，出现为骨软无力，不能起床。和这种情况相反的，就是至脉的病证。病从上向下传变，到了骨软无力不能起床的程度就是死证；病从下向上传变，到了皮肤皱缩，毛发脱落的程度，也将成为死证。

【原文】

治损之法奈何？

然：损其肺者，益其气；损其心者，调其荣卫；损其脾者，调其饮食，适其寒温；^② 损其肝者，缓其中；^③ 损其肾者，益其精。^④ 此治损之法也。^⑤

---

① 至脉之病也：原作"至于收病也"。文意难通，与上文损脉相对应者，当为"至脉"。《难经本义》注："至于收病也，当作至脉之病也。"今据《句解》改。

② 适其寒温：指衣服起居保持适宜的寒温，不是单指饮食的冷热。

③ 缓其中：缓，和缓，这是指治法。中，里的意思。肝主怒，性刚，肝气盛则里急。用甘味药以和缓肝气之急。

④ 益其精：《脉经》卷四第五、《千金翼》卷二十五第七"精"下有"气"字。

⑤ 此治损之法也：《难经句解》作"此损至之法也"。

【语译】

治疗损的方法是怎样的呢?

答:损伤肺脏当补益肺气;损伤心脏,当调和营卫;损伤脾脏,当调节饮食,适宜寒温;损伤肝脏,当用甘药和缓其中;损伤肾脏,当补益精气。这就是治疗虚损的方法。

【原文】

脉有一呼再至,一吸再至;有一呼三至,一吸三至;有一呼四至,一吸四至;有一呼五至,一吸五至;有一呼六至,一吸六至;有一呼一至,一吸一至;有再呼一至,再吸一至;有呼吸再,至。① 脉来如此,何以别知其病也?

然:脉来一呼再至,一吸再至,不大不小曰平。一呼三至,一吸三至,为适得病,前大后小,② 即头痛、目眩,前小后大,③ 即胸满、短气。一呼四至,一吸四至,病欲甚,脉洪大者,苦烦满,沉细者,腹中痛,④ 滑者伤热,涩者中雾露。⑤ 一呼五至,一吸五至,其人当困,沉细夜加,浮大

第十四难

---

① 有呼吸再,至:原为"呼吸再至"。《难经本义》滑寿注:"其曰呼吸再至,即一呼一至,一吸一至谓。疑衍文也。"《难经集解》云:"呼吸再至四字,伯仁以为与上文'再呼一至,再吸一至'重出。不知此四字当读再字句,'至'字字自为句。盖谓再呼再吸,脉方一至,并非重衍。"(见光绪十三年《桐乡县志》卷二十四藏寿恭《张梦庐先生别传》)。按上下文义,此说有理,据改。

②③ 前大后小/前小后大:前后指与口脉的关前关后,关前为寸,关后为尺。大、小指脉象。大脉为邪气盛的表现,寸脉大,是阳盛于上,所以头痛目眩;尺脉大,是阴盛于里,所以胸满短气。

④ 腹中痛:原作胸中痛。《句解》、《本义》、《集览》均为"腹中痛",据改。

⑤ 脉洪大者,苦烦满,沉细者,腹中痛,滑者伤热,涩者中雾露:《难经经释》:"洪大为阳邪外越,故烦满。沉细为阴邪内陷,故腹痛。滑为血实,故为热。涩为伤湿,故中雾露。"

昼加，^① 不大不小^②虽困可治，其有大小者，为难治。一呼六至，一吸六至，为死脉也。沉细夜死，浮大昼死。一呼一至，一吸一至，名曰损，人虽能行，犹当^③着床^④，所以然者，血气皆不足故也。再呼一至，^⑤ 呼吸再，至，^⑥ 名曰无魂^⑦，无魂者当死也，人虽能行，名曰行尸^{⑧⑨}。

【语译】

　　脉搏有一呼跳动两次，一吸跳动两次；有一呼跳动三次，一吸跳动三次；有一呼跳动四次，一吸跳动四次；有一呼跳动五次，一吸跳动五次；有一呼跳动六次，一吸跳动六次；还有一呼跳动一次，一吸跳动一次的；有两呼跳动一次，两吸跳动一次的；有呼吸两次脉搏跳动一次的。脉搏的跳动有这些情况，根据什么来辨别和了解它所主之病证呢？

　　答：脉搏一呼跳动两次，一吸跳动两次，跳动的力量不大不小是正常的脉象。一呼脉跳三次，一吸脉跳三次，是刚刚得

黄帝八十一难经

---

　　① 其人当困，沉细夜加，浮大昼加：困，危重。加，增剧。沉细为阴，夜属阴，阴病遇阴时，就会加剧，所以说沉细夜加。浮大为阳，昼属阳，阳病遇阳时，就会加剧，所以说浮大昼加。

　　② 不大不小：此承上言，脉沉细浮大，无乍大乍小之象，虽危困可治。

　　③ 犹当：《脉经》卷四《诊损至脉》"犹当"一作"独未"。

　　④ 着床：卧床不起。

　　⑤ 再呼一至：《本义》、《集览》本、《脉经》"至"字下有"再吸一至"四字，再呼一至即一呼一吸脉至。

　　⑥ 呼吸再，至：《集览》本、《脉经》无。滑寿云："此四字见前衍文。"

　　⑦ 无魂：精神失常的严重状态。《灵枢·本神》："魂伤则狂忘不精。"

　　⑧ 人虽能行，名曰行尸：滕万卿曰："人虽能行八字，疑是衍文。"《脉经》有此八字。然此八字，与上下文不属，滕说可参。

　　⑨ 行尸：行，动也。病人已濒于死亡，虽尚能活动，但意识丧失，根本已绝，类似尸体，称为行尸。

病。若寸脉大，尺脉小，就会有头痛、目眩；若寸脉小，尺脉大，就会有胸膈满胀，呼吸短促。一呼脉跳四次，一吸脉跳四次，病势将要加重。如脉现洪大的，会感到烦躁满闷的苦楚；如脉现沉细的，会感到腹部疼痛；脉现滑象的，是伤于热邪；脉现涩象的，是受了雾露之邪。一呼脉跳五次，一吸脉跳五次，那是病人的病情相当危重。脉象沉细的夜里加重，脉象浮大的白天加重，如脉搏不大不小，虽然危重，还可以治疗，若发现大小不一，那就难治了。一呼脉跳六次，一吸脉跳六次，是濒于死亡的脉象。脉象沉细的死在夜间，脉象浮大的死在白天。一呼脉跳一次，一吸脉跳一次，叫做损脉，病人虽然还能行走，但只是没有卧床不起，所以会这样，是由于气血都已不足的缘故。两呼脉跳一次，两吸脉跳一次，叫做无魂，这种无魂的病人，当趋向死亡，人虽然勉强能走，也只能叫做行尸。

【原文】

上部有脉，下部无脉，① 其人当吐，不吐者死。上部无脉，下部有脉，虽困无能为害②。所以然者，人之有尺，譬如③树之有根，枝叶虽枯槁，根本将自生。脉④有根本，人有元气，⑤ 故知不死。

【语译】

寸部有脉，尺部无脉，病人当呕吐，如不呕吐的，会致死亡。寸部无脉，尺部有脉，病情虽现危险，仍不致于有危险。

---

① 上部有脉，下部无脉：纪氏曰："上部有脉，下部无脉，是邪实并于上，即当吐也。若无吐证，为上无邪而下气竭，故云当死。"
② 无能为害：《脉经》卷四第一作"无所苦"。
③ 譬如：原在"人之有尺"之前，据明本《难经》改。
④ 脉：《脉经》卷四第一作"木"。
⑤ 人有元气：《脉经》作"即自有气。"

所以这样，是因为人有了尺脉，如同树木有根一样，树上的枝叶，虽然显出枯萎，只要根部存在，还会自然生长的。脉有根本，说明病人有元气，所以知道不会死的。

【按语】

本难文中详细论述了治损之法，但却没有治至之法。仔细分析内容，损脉与至脉虽有迟数之分，但离经、夺精、困、命绝等均相同，所不同的是至脉从下而上，损脉从上而下。故治损之法也就是治至之法。徐大椿曾曰："言治损者而不言治至者，盖损至之脉，虽有从上下、从下上之殊，而五者之病状则一，而治至之法亦备矣。"文中所列五种治损之法，在临床上有一定的指导价值。

第十五难

【提要】

本难主要论述四季的正常脉象和反常脉象。四时的正常脉象为春弦、夏钩、秋毛、冬石。在此基础上形象比喻、描述了四时太过和不及的病脉和死脉，强调脉以胃气为本，毫无胃气之脉即为死脉，预后不良。

【原文】

十五难曰：经言春脉弦，夏脉钩①，秋脉毛，冬脉石。是王脉②耶？将病脉也③?

然：弦、钩、毛、石者，四时之脉也。春脉弦者，肝，东方木也，万物始生，④ 未有枝叶，故其脉之来，濡弱而长，故曰弦。

夏脉钩者，心，南方火也，万物之所茂，垂枝布叶，皆下曲如钩，⑤ 故其脉之来⑥疾去迟，故曰钩。

秋脉毛者，肺，西方金也，万物之所终⑦，草木华叶，

---

① 钩：玄医解释为："带钩之钩，其形状大而末细。"

② 王脉：即四时当令之旺脉。徐大椿曰："四时之脉，谓脉之应乎四时，即王脉也。"

③ 也：《太平圣惠方》卷一诊四时脉及太过不及法"也"作"耶"。

④ 万物始生：《太平圣惠方》"万物"后有"之"字。律以下"之所盛"、"之所终"、"之所藏"相对应。应据改。

⑤ 皆下曲如钩：《脉经》卷二心小肠部第二作"皆下垂如曲"。

⑥ 来：马氏《难经正义》引承云曰："'来疾去迟'上当有一'来'字。"《增辑难经本义》亦有。可补。

⑦ 终：终，成、收成的意思。

皆秋而落，其枝独在，若毫毛也，故其脉之来，轻虚以浮，故曰毛。

冬脉石者，肾，北方水也，万物之所藏也，盛①冬之时，水凝如石，故其脉之来，沉濡而滑，故曰石。此四时之脉也。

【语译】

十五问：古代经典医著上说：春天的脉弦，夏天的脉钩，秋天的脉毛，冬天的脉石。这些是四季当令的旺脉呢？还是有病的脉象呢？

答：弦钩毛石的脉象，都是四季当令的旺脉。春天所以见弦脉，是由于肝属东方木。春季万物开始生长，树还没有长出枝叶，所以脉气来时，为濡弱而带长，因此叫做弦脉。

夏天所以见钩脉，是由于心属南方火，夏季万物生长旺盛，树垂枝布叶，都是一头挂下来向下弯曲着像钩子一样，所以脉气来时，为来时疾速，去时迟缓，因而叫做钩脉。

秋天所以见毛脉，是由于肺属西方金，秋季万物生长到了收成的时候。草木的花叶，都是经秋而落，只有枝条还单独存在着，像人身上的毫毛一样，所以脉气来时，为轻虚而带浮象，因而叫做毛脉。

冬天所以见石脉，是由于肾属北方水，冬季万物潜伏闭藏，在隆冬的时候，水凝结得像石块一样，所以脉气来时，为沉濡而滑，因此叫做石脉。这些都是四季当令的脉象。

【原文】

如有变奈何？

然：春脉弦，反者为病。

---

① 盛：《难经图注》、《集览》本"盛"作"极"。

何谓反？

然：其气来实强，是谓太过，病在外；气来虚微，是谓不及，病在内。脉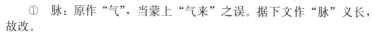①来厌厌聂聂②，如循榆叶曰平；益实而滑，如循长竿③曰病；急而劲益强，如新张弓弦曰死。春脉微弦曰平，弦多胃气少曰病，但弦无胃气曰死，春以胃气为本。

夏脉钩，反者为病。何谓反？

然：其气来实强，是谓太过，病在外；气来虚微，是谓不及，病在内。其脉来累累如环④，如循琅玕⑤曰平；来而益数，如鸡举足⑥者曰病；前曲后居，如操带钩⑦曰死。夏脉微钩曰平，钩多胃气少曰病，但钩无胃气曰死，夏以胃气为本。

秋脉毛，⑧反者为病。何谓反？

然：其⑨气来实强，是谓太过，病在外；气来虚微，是

第十五难

---

① 脉：原作"气"，当蒙上"气来"之误。据下文作"脉"义长，故改。

② 厌厌聂聂：厌厌，软弱貌。聂聂，柔和貌。形容轻浮和缓的脉象。吕广注："其脉之来，如春风吹榆叶，濡弱而调。"

③ 如循长竿：形容弦滑而直的脉象。

④ 累累如环：累累，连续不断。环，圆环。形容脉来连续不断，如玉环滚动。

⑤ 琅玕：滑润的美玉，形状像珠子。这里形容脉来像圆珠之类的球形玉石。

⑥ 如鸡举足：鸡举足的动作较鸡足践地时要快。比喻较促而欠缓和的脉象。

⑦ 前曲后居，如操带钩：居，在此同"倨"，强劲而微曲如锯。比喻脉来时曲屈，去时强劲而微曲，如同手持草带之钩，尖却和缓。《难经集注》吕广注："后居谓之后直，如人革带之钩，前曲后直，是谓但钩无胃气。"

⑧ 秋脉毛：脉字后原有"微"字，涉下"秋脉微毛曰平"而误衍，律以上下文例，并据《句解》、《本义》、《集览》本删。

⑨ 其：原脱，据《句解》、《本义》、《集览》本及上下文例补。

谓不及，病在内。其脉来蔼蔼如车盖①，按之益大曰平；不上不下，如循鸡羽②曰病；按之消索③，如风吹毛曰死。秋脉微毛曰平，毛多胃气少曰病，但毛无胃气曰死，秋以胃气为本。

冬脉石，反者为病。何谓反？

然：其气来实强，是谓太过，病在外；气来虚微，是谓不及，病在内。脉来上大下兑④，濡滑如雀之喙⑤⑥曰平；啄啄⑦连属，其中微曲⑧曰病；来如解索，去如弹石⑨曰死。冬脉微石曰平，石多胃气少曰病，但石无胃气曰死，冬以胃气为本。

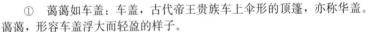

① 蔼蔼如车盖：车盖，古代帝王贵族车上伞形的顶篷，亦称华盖。蔼蔼，形容车盖浮大而轻盈的样子。

② 不上不下，如循鸡羽：不上不下，形容脉象滞涩。如循鸡羽，形容脉象轻虚，像手摸鸡毛。又说，形容脉象如鸡羽一样中央稍坚，两旁虚弱。《素问·平人气象论》王冰注："谓中央坚而两旁虚。"

③ 消索：《本义》、《集览》本消作"萧"。二字声同而通。云气疏散的样子，又说同消散。《素问·示从容论》："形气消索也。"王冰注："消索，形气散索尽也。"在此形容脉象飘忽浮散，缺乏生气。与上文"按之益大"相反。

④ 上大下兑：上、下指脉搏的浅部和深部。兑，同"锐"，上大下兑指轻按脉形宽大，重按脉形细小。《难经集注》丁注："应手而大，去而小，故曰上大下兑。"

⑤ 喙：原作"啄"。《句解》作"喙"。吕广注曰："雀喙，谓本大末兑也。"作"喙"为是，据改。

⑥ 如雀之喙：喙，鸟兽的嘴，在形状上上大下小，在此形容上大下兑之脉象。

⑦ 啄啄：丹波元胤曰："'啄啄'，据《内经》当作'喘喘'。'喘喘'喻脉之数疾。"

⑧ 啄啄连属，其中微曲：啄啄连属，像鸟雀啄食，形容脉象短促而连续。微曲，微有钩象之脉。

⑨ 来如解索，去如弹石：前句形容脉来散乱，好像解乱的绳索一样，后句形容脉去急促而坚硬搏指，好像用手指弹石一样。

【语译】

四季的脉象如果发生了变化，会出现什么样的情况呢？

答：春天的脉应该出现弦象，反常就是病态的脉象。

问：什么叫反常呢？

答：脉气来时，搏动坚实有力，这叫做太过，是病变在体表；脉气来时，搏动虚弱微细，这叫做不及，是病变在体内。脉气来时，搏动轻浮和缓，就好像抚摩榆树叶似的叫做平脉；脉来较正常增加了坚实感而带有滑象，就好像抚摩长竹竿似的叫病脉；脉来急迫坚硬，特别有力，就好像刚刚张开的弓弦似的叫死脉。春天脉微弦叫平脉，弦象多而和缓之胃气少叫病脉，仅有弦象而没有和缓之胃气的叫死脉，春天的脉是以胃气为根本的。

夏天的脉应该出现钩象，反常就是病态的脉象。

什么叫反常呢？

答：脉气来时，搏动坚实有力，这叫做太过，是病变在体表；脉气来时，搏动虚弱微细，这叫做不及，是病变在体内。它的脉气来时，搏动连续不断像环状，就好像抚摩形状像珠子一样的美玉似的叫平脉；脉来增加了速度，就好像鸡举足疾走似的叫病脉；脉来形态前曲后直，就好像手持带钩似的叫死脉。夏天脉做钩叫平脉，钩象多而和缓之胃气少叫病脉，仅有钩象而没有和缓之胃气的叫死脉，夏天的脉是以胃气为根本的。

秋天的脉应该出现毛象，反常就是病态的脉象。什么叫反常呢？

答：脉气来时，搏动坚实有力，这叫做太过，是病变在体表；脉气来时，搏动虚弱微细，这叫做不及，是病变在体内。它的脉气来时，搏动浮大轻盈，就好像车上的伞盖似的，稍用力按更觉脉大的叫平脉；脉来不上不下，就好像抚摩鸡的羽毛似的叫病脉；按脉感到脉象飘忽浮散，就好像风吹羽毛飘散不定似的叫死脉。秋天脉做毛叫平脉，毛象多而和缓之胃气少叫病脉，仅有毛象而没有和缓之胃气的叫死脉，秋天的脉是以胃气为根本的。

冬天的脉应该出现石象，反常就是病态的脉象，什么叫反常呢？

答：脉气来时，搏动坚实有力，这叫做太过，是病变在体表；脉气来时，搏动虚弱微细，这叫做不及，是病变在体内。脉气来时，搏动来时大，去时小，软滑得就好像鸟雀的嘴似的叫平脉；脉来好像鸟雀啄食连续不断，其中微带曲形的叫病脉；脉来好像解绳索，脉去好像以指弹石似的叫死脉。冬天脉微石叫平脉。石象多而和缓之胃气少叫病脉，仅有石象而没有和缓之胃气的叫死脉，冬天的脉是以胃气为根本的。

【原文】

胃者，水谷之海，主禀。① 四时②皆以胃气为本，是谓四时之变病，死生之要会也。

脾者，中州也，其平和③不可得见，衰乃见耳。来如雀之啄④，如水之下漏，⑤ 是脾衰见也。

【语译】

胃是水谷汇聚之海，负责储存供给人体的养料，所以四季的脉象都以胃气为根本，这就是说胃气是四季脉象变化和疾病轻重、预后死生的重要关键。

① 主禀：通"禀"，米仓，这里指供给人体的营养。
② 四时：《太平圣惠方》"四时"后有"故"字。
③ 和：《太平圣惠方》卷一作"善"。
④ 如雀之喙：这里是形容脉象坚锐而断续不定。后世称之为"雀啄脉。"
⑤ 如水之下漏：如房屋漏水。这里形容脉象时断时续，乍疏乍数。后世称之为"屋漏脉"。

脾位于中焦，它的脉象在正常时平和而没有特殊的表现，到了脾气衰弱时才会表现出来，脉来就好像鸟雀啄食，就好像房屋漏雨，这就是脾气衰弱时在脉象上的表现。

【按语】

　　本难通过一年四季的正常脉象和反常脉象，着重说明胃气是脉的根本。它来源于脾胃。从本难中对五脏的平脉、病脉和死脉所作的描述，可以悟出有胃气的脉当为从容柔和，均匀流利、有神有限。胃气的多少，直接反映了疾病的轻重，不论何种脉象，凡脉中有胃气者均是佳兆。胃气的有无，则关系到预后的良恶。脉少胃气则病，脉无胃气则死。这于现在临床上也有重要意义。

　　本难所述，多见于《素问·平人气象论》、《素问·玉机真脏论》，文字上略有出入。

第十六难

【提要】

本难讨论了五脏疾病脉与证的关系。指出诊断疾病除脉诊外，还要结合望诊、问诊及切按腹部等，综合体表、体内所见各种证候，才能做出比较确切的诊断。在脉与证的关系上，突出了证的重要性。

【原文】

十六难曰：脉有三部九候①，有阴阳，有轻重，有六十首②，一脉变为四时，③ 离圣久远，各自④是其法，何以别之？

然：是其病，有内外证。

其病为之奈何？

然：假令得肝脉，其外证：善洁，面青，善怒；其内

黄帝八十一难经

50

---

① 三部九候：三部，指寸、关、尺。九候，寸、关、尺每部都有浮、中、沉三候，共为九候（参阅十八难）。《素问·三部九候论》所论三部九候，是以人体的头、手、足作为上中下三部，每一部的诊脉又分为天地人三候，共九候，与本难不同。

② 六十首：为古代诊脉法，今已失传。王冰注："奇恒势六十首，今世不传。"

③ 一脉变为四时：按"一脉"前疑脱"有"字，细核"一脉"句，既与"有六十首"上下文义不属，亦非"脉有三部九候"各句之总结，显系有误。应据贞竹玄节之说补"有"字，"有一脉变为四时，即指春弦、夏钩、秋毛、冬石也"，此说有理。

④ 各自：《句解》无"自"字。

证：齐①左有动气②，按之牢若痛③；其病：四肢满，④闭淋，⑤溲便难，转筋。有是者，肝也，无是者，非也。

假令得心脉，其外证：面赤，口干，喜笑；其内证：齐上有动气，按之牢若痛；其病：烦心，心痛，掌中热而呵⑥。有是者，心也，无是者，非也。

假令得脾脉，其外证：面黄，善噫，善思，⑦善味；其内证：当齐⑧有动气，按之牢若痛；其病：腹胀满，食不消，体重节痛，怠堕嗜卧，四支⑨不收。有是者，脾也，无是者，非也。

假令得肺脉，其外证：面白，善嚏，悲愁不乐，欲哭；其内证：齐右有动气，按之牢若痛；其病：喘欬⑩，洒淅⑪寒热。有是者，肺也，无是者，非也。

假令得肾脉，其外证：面黑，善恐欠；⑫其内证：齐下有动气，按之牢若痛；其病：逆气，小腹急痛，泄如⑬下

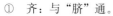

① 齐：与"脐"通。
② 动气：指在脐部周围自觉或他觉的搏动感。这是由于经气的冲动所致。
③ 牢若痛：牢，坚硬。若，同"而"。
④ 四肢满：按"四"字衍。"肢"应作"支"。肝气作胀，其胸胁间若有物支柱于中，而为之满，故曰支满。《甲乙》卷九肝受病及已气留积发胸胁满痛第四云："胸胁椿满者十见，胁下支满者一见"，则其义可见。否则，四肢胀满，与肝病何涉耶？
⑤ 闭淋：《难经集注》"淋"作"癃"。
⑥ 呵：干呕，呃逆。
⑦ 善思：《句解》本无。
⑧ 当齐：《集览》本"齐"下有"上"字。
⑨ 支：与"肢"通。
⑩ 喘欬：《难经集注》"欬"作"嗽"。
⑪ 洒淅：寒慄貌。
⑫ 善恐善欠：欠，打哈欠。
⑬ 如：作"而"字解。

重，足胫寒而逆。有是者，肾也，无是者，非也。

【语译】

十六问：脉诊有三部九候的区别，有阴阳的不同，有轻重的指力指法，有六十种诊脉的方法，又有一脉随四季而有不同的变化等等，今天距离古代医家的年代已经久远了，现在一般医生多各自以自己的诊脉方法为是，根据什么来辨别它的是非呢？

答：这些疾病，有内部表现和外部症状可以辨别。

这些疾病的内部表现和外部症状是怎样的呢？

答：假如诊得肝脉，病人的外部症状是：好清洁，面色青，容易发怒；病人的内部表现是：脐的左侧有动气，用手触按有坚硬感或疼痛；它的病证还有：四肢胀满，小便艰涩癃闭，大便排解困难，抽筋。有以上这些症状的就是肝病，没有这些症状的就不是。

假如诊得心脉，病人的外部症状是：面色赤，口干，好发笑；病人的内部表现是脐上有动气，用手触按有坚硬感或疼痛；它的病证还有心中烦闷，心痛，手掌心发热，且有干呕。有以上这些症状的就是心病，没有这些症状的就不是。

假如诊得脾脉，病人的外部症状是：面色黄，时常嗳气，多思虑，好厚味；病人的内部表现是脐部有动气，用手触按有坚硬感或疼痛；它的病证还有：腹部胀满，饮食不消化，身体沉重，关节疼痛，疲倦乏力，好睡眠，四肢不灵活。有以上这些症状的就是脾病，没有这些症状的就不是。

假如诊得肺脉，病人的外部症状是：面色苍白，常打喷嚏，悲忧愁闷，不快乐，总想哭泣；病人的内部表现是脐部右侧有动气，用手触按有坚硬感或疼痛；它的病证还有气喘咳嗽，恶寒发热。有以上这些症状的就是肺病，没有这些症状的就不是。

黄帝八十一难经

假如诊得肾脉，病人的外部症状是面色黑，常恐俱，常打呵欠；病人的内部表现是脐下有动气，用手触按有坚硬感或疼痛；它的病证还有二气上逆，小腹部坚硬而痛，溏泄并且下坠，小腿寒冷而按之如冰。有以上这些症候的就是肾病，没有这些症状的就不是。

【按语】

对本难内容，滑伯仁认为答语与问句不相符合，疑有缺文。他于《难经本义》中引谢氏曰："此篇问三部九候以下共六件，而本经并不答所问，似有缺文。"

我们仔细分析文中所述认为，本难主要目的是要阐明如何通过脉诊与内外证合参来诊断疾病，还着重强调诊疗证候的重要性。至于三部九候等各种不同诊脉法的具体内容，均不在本难讨论之列，故非缺文。

第十六难

第十七难

【提要】

本难举出五种病证，每一证均有"当得"和"反得"脉象，以说明在预后诊断上脉证是否相应的重要意义。强调了脉证相应与否是决定疾病向愈和难治的关键，突出在某种情况下脉诊的重要性。

【原文】

十七难曰：经言病或有死，或有不治自愈，或连年月①不已。其死生存亡，可切脉而知之耶？

然：可尽②知也。诊病③若闭目不欲见人者，脉当得肝脉强④急⑤而长，而反得肺脉浮短而涩者，死也。

病若开目而渴，心下牢者，脉当得紧实而数，反得⑥沉涩⑦而微⑧者，死也。

病若吐血，复衄衄⑨血者，脉当沉细，而反浮大而牢者，死也。

---

① 年月：《句解》作"岁"，《集览》本"月"字后有"而"字。
② 尽：《脉经》卷五第五作"具"。
③ 诊病：《脉经》作"没病者"。
④ 强：《脉经》卷五"扁鹊诊诸反逆死脉要诀"第五作"弦"。
⑤ 强急：弦急的脉象。
⑥ 反得：《集览》此上有"而"字。
⑦ 涩：《难经集注》作"濡"，《脉经》卷五第五作"滑"字。
⑧ 微：脉象的名称。脉极软弱，若有若无，模糊不清。
⑨ 衄衄：衄，鼻塞。衄，鼻出血。

病若谵言^①妄语，身当有热，脉当洪大，而反^②手足厥逆，脉沉细而微者，死也。

病若大腹而泄者，脉当微细而涩，反紧大而滑者，死也。

【语译】

十七问：古代经典医著上说：患病后有的时候死亡，有的时候不经治疗自然痊愈，有的时候连年累月拖延不愈。病人的生死存亡的关键，能够通过切脉的方法而知道吗？

答：完全可以知道。诊察病人的时候，假若病人闭着眼睛不愿见人，脉象应当诊得弦急而长的肝脉。如果反而诊得浮短而涩的肺脉，病人就会死亡。

假若病人睁着眼睛而又口中作渴，心胸部以下坚硬，脉象应当诊得坚实而数，如果反而诊得沉涩而微的脉象，病人就会死亡。

假若病人吐血，又出现鼻塞、鼻出血，脉象应当沉细，如果反而诊得浮大而牢的脉象，病人就会死亡。

假若病人胡言乱语，身体应当发热，脉象应当洪大，如果反而出现手足发冷，脉沉细而微的脉象，病人就会死亡。

假若病人腹部膨大而大便泄泻，脉象应当微细而涩，如果反而出现紧大而滑的脉象，病人就会死亡。

【按语】

本难与十六难均讨论脉证相应，分别强调了一个问题的两个方面，可以互为补充。至于判断预后，不可机械地照搬，而应具体情况具体分析，或舍脉从证，或舍证从脉。《难经汇注

---

① 谵言：神志不清醒时说胡话。

② 反：原脱，律以上下文例，据《本义》、《集览》、《脉经》等本补。

笺正》云："大失血是虚证，故脉当沉细，如其浮大而牢，脉与病反，固非所宜。然当暴病之初，气火偾张，有升无降，脉来浮大有力，是其常态，果能投药得当，气降火潜，脉即安靖，亦不可皆以为必死。惟在大吐大衄之后，失血已多，而脉仍实大，则势焰犹盛，根本不支，斯为危候。抑或脱血久病，脉反弦大刚劲，全无和缓态度，即为真脏脉，亦不可治。"

对问句中"或有不治自愈，或连年月不已"未见答语，疑有脱漏。滑寿云："此篇所问者三，答云可尽知也，而止答病之死证，余无所见，当有缺漏。"《古本难经阐注》曰："不治自愈即十三难之相生脉，或连年月即五十五难积聚病之相应。"

第十八难

【提要】

本难主要讨论三个问题：1. 三部脉法。即寸脉中寸关尺三部脉位与全身上中下部位相配的诊断法。2. 与脏腑经脉的配合。脉有三部，每部有四经，根据十二经脉所属五行相生关系的分配原则。3. 积聚瘤疾的脉象。

【原文】

十八难曰：脉有三部，部有四经，① 手有太阴、阳明，足有太阳、少阴，为上下部②，何谓也？

然：手太阴，阳明金也，足少阴，太阳水也，金生水，水流下行而不能上，故在下部也。足厥阴，少阳木也，生手太阳、少阴火，火炎上行而不能下，故为上部。③ 手心主④、少阳火，生足太阴、阳明土，土主中宫，⑤ 故在中部也。此皆五行子母更相生养者也。

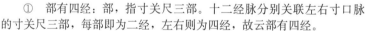

① 部有四经：部，指寸关尺三部。十二经脉分别关联左右寸口脉的寸关尺三部，每部即为二经，左右则为四经，故云部有四经。

② 上下部：即寸口脉的寸部和尺部。还有一种说法指经脉循行部位。如任锡庚曰："太阴、阳明，一系由手至胸，一系由手至头，故在上部；足太阳、少阴，一系由足至头，一系由足至胸，故在下部。……何必以寸关尺为三部之分，以经背经哉？"

③ 故为上部：按"为"是误字，当作"在"，应据后文"在下部"、"在中部"改。

④ 手心主：即手厥阴心包经。

⑤ 土主中宫：《句解》无。

脉有三部九候，各何主之？①

然：三部者，寸、关、尺也。九候者，浮、中、沉也。上部法天，主胸以上至头之有疾也；中部法人，主膈以下至齐之有疾也；下部法地，主齐以下②至足之有疾也。审而刺③之④者也。

【语译】

十八问：脉有寸关尺三部，每部各有四经，手经有太阴肺经和阳明大肠经，足经有太阳膀胱经和少阴肾经，分别属于在上的寸部和在下的尺部。为什么这样说呢？

答：手太阴肺经和手阳明大肠经属金，足少阴肾经和足太阳膀胱经属水。金能生水，水性是向下流而不能上，所以属于在下的尺部。足厥阴肝经和足少阳胆经属木，能生手太阳小肠经和手少阴心经的火，火性炎上而不会向下，所以属于在上的寸部。手心主心包经和手少阳三焦经的火，能生足太阴脾经和足阳明胃经的土，土的方位在中央，所以属于尺寸之间的关部。这些都是根据五行中子母更替相生的关系而来的。

脉有三部九候，各部位主什么疾病呢？

答：所谓三部，指的是寸关尺，所谓九候，指的是每部各有浮取、中取、沉取。上部寸脉，取法于天在上，主诊胸膈以上到头部的疾病，中部关脉，取法于人在天地之间，主诊胸膈以下到脐部的疾病，下部尺脉，取法于地在下，主诊脐部以下到脚的疾病。审察疾病的所在部位，然后给予针刺治疗。

———————

① 各何主之：《难经集注》"何"下有"所"字。

② 齐以下：《集览》本无"以"字。

③ 刺：丁德用曰："刺字当作次第之'次'，此是审三部各有内外，主从头至足之有疾，故知刺字传文误也。"仅做参考。

④ 审而刺之：刺，刺探、审候之意。审而刺之，在这里指对病情证候的诊察。又说，刺即针刺治疗。

【原文】

人病有沉滞①、久积聚，② 可切脉而知之耶?

然：诊在右胁有积气，③ 得肺脉结④，脉结甚则积甚，结微则气微。

诊不得肺脉，而右胁有积气者，何也?

然：肺脉虽不见，右手脉当沉伏。

其外痼疾⑤同法耶? 将异也?

然：⑥ 结者，脉来去时一止，无常数，名曰结也。伏者，脉行筋下也。浮者，脉在肉上行也。左右表里，法皆如此。假令脉结伏者，内无积聚，脉浮结者，外无痼疾；有积聚脉不结伏，有痼疾脉不浮结。为脉不应病，病不应脉，是为死病也。

59

【语译】

人患有沉伏在体内、滞留较长时间的积聚病，可以通过切脉来知道吗?

答：诊察病人在右侧胁部有积聚之气，切脉得知肺部脉有结象，脉搏结象严重，那积聚就严重；结象轻微，那积聚之气

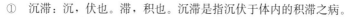

① 沉滞：沉，伏也。滞，积也。沉滞是指沉伏于体内的积滞之病。

② 久积聚：孙鼎宜曰："久当作有，开形……久，篆文与有字相近。"

③ 诊在右胁有积气：《难经经释》、《集览》本"诊"字下有"病"字。

④ 肺脉结：第四难曾提到："浮而短涩者，肺也。"肺脉结，指寸口脉见浮涩而短的肺脉时，出现不规则的歇止脉。此处肺脉不是指寸部，因为结脉的出现不可能仅于寸部候得，而是三部必然一致。

⑤ 痼疾：指久治不愈、比较顽固的慢性疾病。

⑥ 然：滕万卿曰："'然'下脱'内有积气，脉当结伏，外有痼疾，脉当浮结'十六字。今以后节律之，当补。"近世浪华林见宜《难经或问》中已补入。

也就轻微。

在肺脉诊脉得不到结象，而在右胁却有积聚之气，这是什么道理呢？

答：肺脉虽没有出现结象，而右手脉象应当是沉伏的。

如在人体其他部位有了久治不愈的痼疾，是否用同样的诊法呢？还是另有其他不同的诊法呢？

答：所谓结脉，是指脉在来去的跳动中有时出现一次歇止，没有一定的规律，就叫做结脉。所谓伏脉，是指脉气伏行在筋的下面。所谓浮脉，是指脉气浮行在肌肉的上面。无论病是在左在右，在表在里，诊脉的方法都是这样。假若脉象出现结伏而人体内部没有积聚，脉象出现浮结而人体外部没有痼疾，内有积聚而脉象却未出现结伏，外有痼疾而脉象也不出现浮结，脉象不与病证相符，或是病证不与脉象相符，这些都是不易治疗、可致死亡的疾病。

【按语】

本难详细论述了左右手的寸、关、尺三部与脏腑经脉的关系，并以此诊察脏腑疾病的部位。它的配合原理是根据五行相生相克的规律，形成一个更替相生的循环关系来排列的。按照原文所述，列表如下。

左右手寸关尺三部和脏腑经脉配合表

	寸		关		尺	
左手	手少阴心 手太阳小肠	（火）	足厥阴肝 足少阳胆	（木）	足少阴肾 足太阳膀胱	（水）
右手	手太阴肺 手阳明大肠	（金）	足太阴脾 足阳明胃	（土）	手厥阴心包络 手少阳三焦	（火）

从三部九候与身体部位而言，本难提出寸部主膈以上，关

部主膈以下到脐，尺部主脐以下。《难经》以后，历代医家都提出左右手各三部分配脏、腑的见解，具体内容略有出入。现举三家有代表性的医家观点：

三家对三部配合脏腑异同对照表

	寸		关		尺	
	左	右	左	右	左	右
王叔和	心	肺	肝	脾	肾	肾
	小肠	大肠	胆	胃	膀胱、小肠	命门
李时珍	心	肺	肝	脾	肾	肾
	膻中	胸中	胆	胃	膀胱	命门小肠
张景岳	心	肺	肝	脾	肾、膀胱	肾、三焦
	心包络	膻中	胆	胃	大肠	命门、小肠

从《难经》及上表所列三家之说来看，五脏部位基本一致，惟六腑部位略有不同。如《难经》、王叔和从脏腑相合的关系上，把小肠配于左寸，大肠配于右寸；李时珍从阳左、阴右，阳上、阴下的意义上，把在上的小肠配于左尺，在下的大肠配于右尺；张景岳是从金水相生之意，把大肠（属金）配于左尺（肾属水），从火归火位之意，把小肠（属火）配于右尺（三焦、命门亦属火）。关于三部分配六腑的问题，后世大多同意王叔和的说法，脏腑的表里有一定的配合关系。脏腑相合，应以五脏为主，故以腑配脏，分属六部，较为合理。

本难"然，三部者，寸、关、尺也"至"审而刺之者也"一段，《难经本义》引谢氏曰："当是十六难中答词，错简在此。"《难经经释》徐大椿曰："人病以下至末，与前文不类，疑是五十二、五十五、五十六难等难错简。"此二说可供参考。

本难从脉象上辨别积聚和痼疾时，认为痼疾病在表，脉当浮结；积聚病在里，脉当结伏。并提出"假令脉结伏者，内无

第十八难

积聚，脉浮结者，外无痼疾；有积聚脉不结伏，有痼疾脉不浮结，为脉不应病，病不应脉，是为死病也"。这种观点应灵活对待，具体情况具体分析，不可拘泥。因为从临床上看，积聚和痼疾均不一定必见结脉，而见结脉之人，也不见得都有积聚和痼疾。

第十九难

【提要】

本难提出以尺部脉的强弱来区别男女在生理上的不同脉象：男子尺脉弱、女子尺脉盛为常，反之为异常脉。并据此提出见异常脉所反映的病变部位和性质。

【原文】

十九难曰：经言脉有逆顺①，男女有恒②。而反者，何谓也？

然：男子生于寅，③寅为木，阳也。女子生于申，④申为金，阴也。故男脉在关上，女脉在关下。是以男子尺脉恒弱⑤，女子尺脉恒盛⑥，是其常也。⑦反者，男得女脉，女

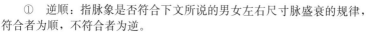

① 逆顺：指脉象是否符合下文所说的男女左右尺寸脉盛衰的规律，符合者为顺，不符合者为逆。

② 恒：《难经集注》作"常"。《集注·音释》："恒，音常，久也。"作"常"者，是后人以释文改正文。

③④ 男子生于寅/女子生于申：《说文·包部》解释为："元气起于子，人所生也。男左行三十，女右行二十，俱立于巳，为夫妇，裹妊于巳，巳为子，十月而生。男起巳至寅，女起巳至申，故男子始寅，女子始申。"林正祯则曰："男子生于寅，女子生于申者，必非谓循行而生于寅之位，生于申之位也。惟使人知男子者属木，其脉扬发，寸盛尺微；女子者属金，其脉隆缩，尺盛寸微也。男子生于寅者，得少阳之气而生也，寅为木，阳也者，是示为其少阳也；女子生于申者，得少阴之气而生也，申为金，阴也者，示为其少阴也。"

⑤ 恒弱：《句解》"恒"作"当"字。《玉函经》上卷注引"恒"作"常"。

⑥ 恒盛：《句解》、《玉函经》注引"恒"并作"常"。

⑦ 是其常也：《句解》无此句。《玉函经》注引"常"作"恒"。

得男脉也。

其为病何如？

然：男得女脉为不足，病在内；左得之，病则在左，右得之，病则在右，随脉言之也。女得男脉为太过，病在四肢。左得之，病则在左，右得之，病则在右，随脉言之，此之谓也。①

【语译】

十九问：古代经典医著上说：脉象有逆有顺，男女在脉象上都有一定的常规，如果出现反常，这是怎么回事呢？

答：男生于寅，寅在五行为木，属阳，女生于申，申在五行为金，属阴。因此，男子脉搏常盛于关上属阳的寸部，女子脉搏常盛于关下属阴的尺部。因为这个缘故男子的尺脉常现虚弱，女子的尺脉常强盛，这些都是男子脉的常规。与此相反，就是男子尺部脉盛呈女子脉象，女子寸部脉盛呈男子脉象。

男得女脉，女得男脉的发病情况是怎样的呢？

答：男子诊得女脉，是身体不足的虚证，病在内部；左侧脉搏出现这种情况，则病在左侧，右侧脉搏出现这种情况，则病在右侧。可随着脉象发生的部位来说明疾病发生的部位。女子诊得男脉，是身体有余的实证，病在四肢，左侧脉搏出现这种情况，则病在左侧，右侧脉搏出现这种情况，则病在右侧。可随着脉象发生的部位来说明疾病发生的部位，这就是相反脉象的发病情况。

【按语】

关于"男子生于寅"、"女子生于申"和"寅为木"、"申为金"等说法，主要是用来说明男女之阴阳属性的不同而反映出的脉象差异。目前临床所见，不尽然如此。

———————————

① 此之谓也：《句解》无"此之谓"三字，"也"字连上句。

第二十难

【提要】

本难从诊脉的部位和脉象的阴阳属性两个方面来论述阴阳相互伏匿的脉象。

【原文】

二十难曰：经言脉有伏匿①。伏匿于何脏而言伏匿邪？

然：谓阴阳更相乘、更相伏②也。脉居阴部③④而反阳脉见者，为阳乘阴也，虽阳脉⑤时沉涩而短，此谓阳中伏阴⑥也；脉居阳部而反阴脉见者，为阴乘阳也，虽阴脉⑦时浮滑

---

① 伏匿：隐伏、藏匿的意思。

② 阴阳更相乘、更相伏：阴，指尺部，或沉涩而短的脉象。阳，指寸部，或浮滑而长的脉象。更相乘，指阴脉乘袭于阳部，阳脉乘袭于阴部。更相伏，指阴脉中隐伏着阳脉，阳脉中隐伏着阴脉。

③ 脉居阴部：《千金翼方》脉居二字上有"若"字，应据补。

④ 阴部：指脉的部位，尺部为阴。下文的阳部亦同，寸部为阳。丁德用解释曰："其部非独寸为阳，尺为阴也。若以前后言之，即寸为阳部，尺为阴部，若以上下而言之，曰肌肉上为阳部，肌肉下为阴部。"其讲法亦通。

⑤ 虽阳脉：原作"脉虽"，文理难通。《千金翼方》卷二十五第二作"虽阳脉"，大义通顺。《难经集注》杨曰："尺中已浮滑而长，又时沉涩而短，故曰阳中伏阴。"前句与"虽阳脉"文义一致，今据改。

⑥ 此谓阳中伏阴　此谓阴中伏阳：《千金翼方》两"谓"字亦作"为"。

⑦ 虽阴脉：原作"脉虽"，文理难通。《千金翼方》作"虽阴脉"，据改，理同上。

而长，此谓阴中伏阳^①也。

重阳^②者狂，重阴^③者癫。脱阳^④者见鬼，脱阴^⑤者目盲。

【语译】

二十问：古代经典医著上说：脉象有隐伏藏匿，隐伏藏匿在哪一脏才说是隐伏藏匿呢？

答：这些说明阴脉阳脉交替乘袭，交替隐伏的情况。脉在属阴的尺部，反而见到浮滑而长的阳脉，就是阳脉乘袭于阴部。虽然是阳脉，有时却见到沉涩而短属阴的脉象，这就叫做阳中伏阴。脉在属阳的寸部，反而见到沉涩而短的阴脉，就是阴脉乘袭于阳部，虽然是阴脉，有时却见到浮滑而长属阴的脉象，这就叫做阴中伏阳。

寸部尺部都出现阳脉的是狂证，寸部尺部都出现阴脉的是癫证。亡失阳气（寸部脉脱失）会妄见鬼神，亡失阴气（尺部脉脱失）会双目失明。

【按语】

癫病属于阴证，狂病属于阳证。阴性静，则发病多见神志痴呆，情绪抑郁；阳性动，故发病多见哭笑无常，狂躁妄动。《难经经释》曰："狂者阳疾，癫者阴疾，邪气既盛，至伤其神，故其病如此。"所谓"脱阳者见鬼"，"脱阴者目盲"，徐大椿解释曰："鬼属阴，阳既脱，则纯争阴，故见鬼；目得血而能视，阴既脱，则血不营于目，故目盲。"

---

① 此谓阳中伏阴 此谓阴中伏阳：《千金翼方》两"谓"字亦作"为"。

② 重阳：指尺部、寸部均见阳脉。重，这里为重复，重叠的意思。

③ 重阴：指尺部、寸部均见阴脉。

④⑤ 脱阳/脱阴：脱，丢失。寸部脉脱失为脱阳，尺部脉脱失为脱阴。

本难末段"重阳者狂……目首"十八字,《难经本义》:"此五十九难之文,错简在此。"可参。

第二十难

第二十一难

【提要】

本难通过人的形体与病脉和不病脉，论述了二者与诊断预后的关系。并提出诊脉时应同时注意病人的呼吸是否和脉象相应。

【原文】

二十一难曰：经言人形①病，脉不病曰生；脉病，形②不病曰死。何谓也？

然：人形病，脉不病，非有不病者也，③ 谓息数不应脉数④也。此大法。⑤

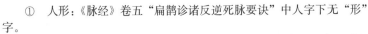

① 人形：《脉经》卷五"扁鹊诊诸反逆死脉要诀"中人字下无"形"字。

② 形：《脉经》卷五第五作"人"。徐大椿曰："脉病人不病，则邪气已深，伏而未发，血气先乱，故死。"其所据本亦作"人"。故疑"形"为"人"之误。

③ 非有不病者也：张寿颐曰："'非有病者也'以下十七字，义不可通。此必传写有误，显然易知。"按《脉经》卷五有"经言形脉与病相反者死。奈何？然：病若头痛、目痛，脉反短涩者死"二十五字，似为本篇佚文，然其文次已不可考矣。

④ 息数不应脉数：指在一呼一吸的时间内，应有的脉搏至数与呼吸不相符合，而出现迟或数的脉象。

⑤ 此大法：按"此大法"三字疑有误。本经言法之句，如《三难》"过者法曰太过，减者法曰不及"，《十八难》"法皆如此"，《五十四难》"与七传间藏同法"，《五十六难》"此五积之要法"。而'此大法'三字，文义不足，张寿颐所谓传写有误者，即此亦可证。

【语译】

二十一问：古代经典医著上说：人在外形上出现了病态，而切脉却没发现病脉的，叫做生；切脉有病脉，而在人体外形上却没出现病态的，叫做死。这是什么道理呢？

答：人在外形上出现了病态，而切脉却没发现病脉的，并不是脉象上真的没有病，是说呼吸次数与脉搏跳动次数不相符合。这是诊察疾病的重要方法。

【按语】

本难在形病与脉病的关系中强调了脉诊的重要性。认为预后诊脉的关键是脉象上是否有了病脉。着重阐述舍证从脉的辨证方法。

历代注家都认为本难原文，特别是末段的句子，恐有残缺。可供参考。

69

第二十一难

第二十二难

【提要】

本难提出十二经脉的病候有是动病和所生病之区别的概念。指出是动其病变在气分，所生病其病变在血分。

【原文】

二十二难曰：经言脉①有是动②，有所生病③。一脉④变为二病者，何也？

然：经言是动者，气也；所生病者，血也。邪在气，气为是动；邪在血，血为所生病。气主呴之，⑤⑥ 血主濡之。⑦气留而不行者，为气先病也；血壅⑧而不濡者，为血后病也。故先为是动，后所生也。⑨

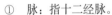

① 脉：指十二经脉。

② 是动：动，变动。是动，这里指某一经脉发生异常变动所表现的各种有关病症。

③ 所生病：指本经的循行道路及相连脏腑所发生的病候，也就是和这一经脉与所属腧穴主治有关的各种病证。

④ 一脉：《难经集注》"一脉"下有"辄"字。

⑤ 气主呴之：呴，同煦，温暖的意思。气属阳，谓气能温煦人体，熏蒸于皮肤之间，故谓气主呴之。

⑥ 气主呴之："气主呴之"四字，应在上文"气为是动"之后，现在"血为所生病"后，似误。如为"邪在气，气为是动，气主呴之，邪在血，血为所生病，血主濡之"，则上下文正对。《太素》卷八引《八十一难》"血为所生病"下即连"血主濡之"为文，是犹存其真也。

⑦ 血主濡之：濡，滋养、滋润。血属阴，谓血能滋润肌肤，强壮骨骼，滑利关节，营养脏腑，故谓血主濡之。

⑧ 壅：《集览》本作"滞"。

⑨ 后所生也：《难经集注》"生"字下有"病"字。

【语译】

二十二问：古代经典医著上说：十二经脉各有是动病，也各有所生病。每一条经脉的病变分为两种病候，这是什么道理呢？

答：古代经典医著上所说的是动病，是气病；所生病，是血病。邪在气分，气的病变就为是动病；邪在血分，血的病变就为所生病。气的功能是温煦人体，血的功能是滋养脏腑。气机阻滞而不能通畅运行，则气先出现病变；血脉壅塞而不能滋养，则血在气之后出现病变。所以首先出现的为是动病，以后发生的为所生病。

【按语】

"是动"与"所生病"两句亦见于《灵枢·经脉》。历代注释均认为本难经言即指脉经。但仔细分析，二者在概念上不尽相同。本难认为经脉"是动"，是病在气，"所生病"则为病在血，气先病，血后病。故先为是动，后为所生病；《灵枢·经脉篇》作"是动则病"，"是主×所生病者"。某中除五脏经脉各主本脏所生病外，手少阳三焦经主气所生病，足阳明胃经主血所生病，显然和本难概念不同。"主"字有主治含义，"是主"即针灸该经腧穴所能主治的意思。本难无"主"或"主治"之词。可见本难之"经言"不一定就是《灵枢经》言。

对于"是动"和"所生病"两概念，历代注家的解释也不一样。如《难经集注》认为：是动"言反常之动也"，"脉动反常，故云有所生病"。《类经》认为：是动病是"变常而为病"，所生病是"凡在五脏，则各言脏所生病，凡在六腑，则或言气，或言血，或经或筋，或骨或津液"。《黄帝内经灵枢集注》则认为：是动病为"病因于外"，所生病为"病因于内"。《难经经释》认为："是动诸病，乃本经之病，所生之病，则以类推而旁及他经者。"众说纷纭，姑存疑以待研究。

第二十三难

【提要】

　　本难叙述了十二经脉、任脉、督脉和跷脉的起止长度和循环流注次序，十二经脉与十五络脉的关系，以及寸口、人迎脉在诊断疾病、判断预后上的价值。

【原文】

　　二十三难曰：手足三阴三阳，脉之度数①，可晓以不②?

　　然：手三阳之脉，从手至头，长五尺，五六合三丈。

　　手三阴之脉，从手至胸中，长三尺五寸，三六一丈八尺，五六三尺，合二丈一。

　　足三阳之脉，从足至头，③长八尺，六八四丈八尺。

　　足三阴之脉，从足至胸，长六尺五寸，六六三丈六尺，五六三尺，合三丈九尺。

　　人两足跷脉④，从足至目，长七尺五寸，二七一丈四尺，二五一尺，合一丈五尺。

　　督脉、任脉⑤，各长四尺五寸，二四八尺，三五一尺，

---

　　①　度数：度，量也。度数即度量长短之数。在这里指经脉长短的尺寸数（按"同身寸"标准计量）。

　　②　不：音义均同"否"。

　　③　从足至头：《太素》卷十三脉度中"头"作"顶"。《甲乙》卷二脉度、《类经图翼》卷三经络周流解并作"从头至足"。

　　④　跷脉：指奇经八脉中的阴跷、阳跷二脉，分布于身体的左右两侧，外侧是阳跷，内侧是阴跷，共四条，均起于足跟，分别上行，交会于目内眦，共同调节肢体的运动和眼睑的开合功能。

　　⑤　督脉、任脉：亦属于奇经八脉。督脉，与六阳经相连，总督诸阳经称为阳脉之海，有调节全身诸阳经经气的作用；任脉，统任诸阴经，称为阴脉之海。另外任又有"妊养"之义，故任脉具有"主胞胎"的作用。

合九尺。

凡脉长一十六丈二尺，此所谓经脉长短之数也。①

【语译】

二十三问：手足三阴经和三阳经，这些经脉的长短尺寸，可以明白地讲述吗？

答：手三阳的经脉，从手指到头部的距离，左右六条各长五尺，五六合计共长三丈。

手三阴的经脉，从手指到胸中的距离，左右六条各长三尺五寸，三六得一丈八尺，五六得三尺，合计共长二丈一尺。

足三阳的经脉，从足趾到头部的距离，左右六条各长八尺，六八合计共长四丈八尺。

足三阴的经脉，从足趾到胸中的距离，左右六条各长六尺五寸，六六得三丈六尺，五六得三尺，合计共长三丈九尺。

人体在两足的阳跻脉和阴跻脉，从足踝到目部的距离，每脉各长七尺五寸，二长得一丈四尺，二五得一尺，合计共长一丈五尺。

督脉和任脉，各长四尺五寸，二四得八尺，二五得一尺，合计共长九尺。

以上经脉一共长十六丈二尺，这就是经脉的长度。

【原文】

经脉十二，络脉②十五，③何始何穷也？

---

① 此所谓经脉长短之数也："谓"字下原有"十二"二字。但上文所述经脉，手足经外，并及跻脉、督脉、任脉，共十六条，如以十二经脉总结上文，显然与之不合，故据《集览》本删。《甲乙》、《太素》无此句，而作"此气之大经隧也"。

② 脉：《句解》作"有"字。

③ 络脉十五：络，有网络的含义，是经脉别出的分支，较经脉细小。十二经各有一络，加阳跻之络，阴跻之络和脾之大络，共为十五络。详见第二十六难。此说与《灵枢·经脉篇》所称十五络有所不同。

然：经脉者，行血气，通阴阳，以荣于身者也。其始从中焦①，注手太阴、阳明；阳明注足阳明、太阴；太阴注手少阴、太阳；太阳注足太阳、少阴；少阴注手心主、少阳；少阳注足少阳、厥阴；厥阴复还注手太阴。

　　别络十五，皆因其原，② 如环无端，转相灌溉③，朝④于寸口、人迎⑤，以处⑥百病，而决死生也。

　　经云：明知终始，阴阳定矣。何谓也？

　　然：终始者，脉之纪也。⑦ 寸口、人迎，阴阳之气通于朝使⑧⑨，如环无端，故曰始也。终者，三阴三阳之脉绝，绝则死。死⑩各有形，故曰终也。

---

　　① 始从中焦：始，开始。饮食入胃，经胃的腐熟，脾的运化，吸收其精微，上注于心肺，化生气血，然后通过经脉运行于全身。所以说其"始从中焦"。

　　② 别络十五，皆因其原：因，随顺。原，本源。徐大椿曰："脉所注为原。"本句话的意思是，十五条别络，都是从经脉分出的旁支，和经脉同出一源，并随顺其经脉一起运行。

　　③ 灌溉：原为溉灌，据《本义》、《集览》本改。

　　④ 朝：会集之意。谓伯仁曰："朝，犹朝会之朝。"

　　⑤ 寸口人迎：《句解》本作"寸部气口"。下同。

　　⑥ 处：决断。

　　⑦ 脉之纪也：纪，道理，法度。

　　⑧ 朝使：《句解》"朝"字下无"使"字。孙鼎宜曰："'使'当作'汐'，叠韵之讹，谓如潮汐然也。"供参考。

　　⑨ 朝使：朝，小水流注大水。《文选·徐悱〈古意酬到长史溉登琅邪城诗〉》："金沟朝灉沪，甬道入鸳鸯。"李善注："小水入大水曰朝。《尚书》曰：'江汉朝宗于海。'"孔颖达疏："朝宗是人事之名，水无性识，非有此义。以海水大而江、汉小，以小就大，似诸侯归于天子，假人事而言之也。"使，出使；使者。《论语·子路》："使于四方，不辱君命。"《左传·成公九年》："兵交，使在其间可也。"唐·韩愈《答渝州李使君书》："使至，连辱两书，告以恩情迫切，不自聊赖。"朝使，即经脉之气流注大寸口、人迎是三阴三阳经脉之气的出使到这里来的。又从此处再行全身。

　　⑩ 死：《句解》本无。

【语译】

人的十二经脉，十五络脉，是从哪里开始到哪里终止呢？

答：人的经脉是运行气血，贯通阴阳，以营养全身的。它从中焦开始运行，流注到手太阴肺经和手阳明大肠经；再从手阳明大肠经，流注到足阳明胃经和足太阴脾经；从足太阴脾经，再流注到手少阴心经和手太阳小肠经；又从手太阳小肠经，流注到足太阳膀胱经和足少阴肾经；从足少阴肾经，再流注到手厥阴心包经和手少阳三焦经；然后又从手少阳三焦经流注到足少阳胆经和足厥阴肝经；最后从足厥阴肝经，又复述流注到手太阴肺经。

十五别络，都和经脉同出一源，并随着它的经脉一起运行，连接地像圆环，找不着头，相互循环，转输气血，灌溉全身，汇集在寸口、人迎，可以通过对寸口、人迎的诊察来处理百病，决断预后的良恶。

古代经典医著上说：懂得脉气的终始，就可以判明阴阳是否协调。这是怎么回事呢？

答：脉气的终始，是脉法的纲领。寸口和人迎的部位，是阴阳各经的脉气贯通、会集，又运行全身的地方，像圆环那样地循环周转，找不着头，所以说是脉气的开始。脉气终止是说三阴三阳经的脉气已竭尽，脉气竭尽，就会死亡，而在临死前，各有不同的象征，所以说是脉气的终止。

【按语】

本难叙述了十二经脉和奇经中督脉、任脉、跷脉的长度，这与《灵枢·脉度篇》基本相同。其中对十二经的长度，均以左右两侧计算，督、任二脉以一侧计算。但分布在左右的阴、阳跷脉，应有四条，但文中仅提到"跷脉长七尺五寸，合一丈五尺"，也就是只计算了两条，这两条是指阴跷脉还是阳跷脉？关于这个问题，根据《灵枢·脉度篇》："黄帝曰：跷脉有阴阳，何脉当其数？歧伯曰：男子数其阳，女子数其阴，当数者为经，其不当数者为络也。"由此可见，本难所称的跷脉，在男子为阳跷，因以阳跷为经，阴跷为络；在女子为阴跷，因以阴跷为经，阳跷为络。即只计算经的长度，而不计算络的长度。

本难在计算奇经八脉的长度时，未及冲脉、带脉和两维脉。《难经铁鉴》云："八脉之中，两维者，维络于身而不能环流于诸经；带脉者，周布于身而不能与于诸经；冲脉者，任督之旁支，与足少阴同行，故皆不入于度数也。任督两鉴者，其经直行，并于诸经，故入于度数。"二十八难也提到："阳维阴维者，维起于身，溢畜不能环流灌溉诸经者也。故阳维起于诸阳之会也，阴维起于诸阴之交也。"明确指出阳维和阴维脉均属络脉性质而不计入经脉度数之内。"冲脉者，起于气冲，并足阳明之经，夹脐上行，至胸中而散也。"（二十八难）。由于冲脉的长度已计入足阳明胃经，故亦不再计数；"带脉者，起于季肋，回身一周"（二十八难），因其只是维络躯干诸纵行之任脉，起着络脉的作用，因而也不入度数。

本难从终始两方面论述了人迎、寸口在脉诊中的作用。但对于寸口、人迎位置，历代有两种不同的见解，一是宗王叔和之说，以左手的关前部为人迎，右手的关前部为寸口；二是《内经》有关寸口、人迎的记载，即寸口在手太阴肺经的太渊穴处，人迎在足阳明胃经，喉节旁开工1.5寸人迎穴处。后世医家多从《内经》说，但从难经"独取寸口"的切脉法来看，前一种见解更贴切一些。

第二十四难

【提要】

　　本难分别论述了五脏手足阴经气绝时出现的证候及其预后，并进一步叙述了三阴气绝与六阳气绝时的垂危证候。

【原文】

　　二十四难曰：手足三阴三阳气已绝，何以为候？可知其吉凶不？

　　然：足少阴气绝，即骨枯。少阴者，冬脉①也，伏行而温②于骨髓。故骨髓不温③，即肉不着骨；骨肉不相亲，即肉濡④而却⑤；肉濡而却，故齿长⑥而枯⑦，发无润泽；无润泽⑧者，骨先死。戊日笃⑨，己日死。

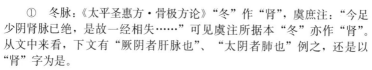

　　①　冬脉：《太平圣惠方·骨极方论》"冬"作"肾"，虞庶注："今足少阴肾脉已绝，是故一经相失……"可见虞注所据本"冬"亦作"肾"。从文中来看，下文有"厥阴者肝脉也"、"太阴者肺脉也"例之，还是以"肾"字为是。

　　②　温：《灵枢·经脉》、《脉经》卷三第五、《甲乙》卷二第一均作"濡"。

　　③　温：《灵枢·经脉》、《脉经》卷三第五、《甲乙》卷二第一均作"濡"。

　　④　濡：此处音义同"软"。柔软的意思。

　　⑤　却：退缩。这里引申为肌肉萎缩。

　　⑥　齿长：因齿龈萎缩而在外观上牙齿相对地变长。

　　⑦　枯：《灵枢·经脉》、《脉经》卷三第五均作"垢"。

　　⑧　无润泽：三字原缺。律以上下文例，据《句解》、《本义》、《集览》本补。《脉经》、《外台》引并无"润"字。

　　⑨　笃：音为堵。这里指疾病危重。

第二十四难

足太阴气绝，则脉不营其口唇。口唇者，肌肉之本也。脉不营，则肌肉滑泽；肌肉不滑泽，则肉满；① 肉满，则唇反②；唇反，则肉先死。甲日笃，乙日死。

足厥阴气绝，即筋缩引卵与舌卷③。厥阴者，肝脉也。肝者，筋之合也。筋者，聚于阴器而络于舌本。故脉不营，则筋缩急；筋缩急，④ 即引卵与舌；故舌卷⑤卵⑥缩，此⑦筋先死。庚日笃，辛日死。⑧

手太阴气绝，即皮毛焦。太阴者，肺也，行气温于皮毛者也。气弗营，则皮毛焦；皮毛焦，则津液去；津液去，即皮节伤⑨⑩；皮节伤，则皮⑪枯毛折；毛折者，则毛先死。⑫丙日笃，丁日死。

---

① 则肉满：《灵枢》、《脉经》、《甲乙》、《外台》引"肉"作"人中"。《灵枢》"则"字下有"舌萎"二字。

② 唇反："反"字意思同"翻"。古时二字有时通用，如"辗转反侧"。

③ 引卵与舌卷：《甲乙》无。《脉经》卷三第一、《千金》卷十一第四、《外台》卷十六引"舌"字后无"卷"。按，"卷"字衍，以下文"筋缩急即引卵与舌"律之可证。此涉下"舌卷卵缩"致误。《灵枢·经脉篇》校注："惟《难经》'舌'后衍'卷'，不可从。"

④ 筋缩急：三字原缺。律以上下文例，据《句解》、《脉经》、《集览》本等补。

⑤ 故舌卷：《灵枢》、《外台》、《甲乙》引"故"下有"唇青"二字。

⑥ 卵：指男子阴囊、睾丸。

⑦ 此：《灵枢》作"则"。

⑧ 辛日死："辛日死"下原有"筋缩急"三字。据《句解》、《本义》等删。

⑨ 伤：《甲乙》卷二第一作"著"。

⑩ 皮节伤：皮节，皮肤、关节。在这里指津液缺少而引起的皮白憔悴和关节损伤。

⑪ 皮：《脉经》卷三第五、《甲乙》并作"爪"。

⑫ 则毛先死：《脉经》、《千金》、《外台》引"毛"并作"气"，应据改。

手少阴气绝，则脉不通①；脉不通，则血不流；血不流，则色泽去②；故面黑如梨③，此血先死。壬日笃，癸日死。

【语译】

二十四问：手足三阴经和三阳经的经气已经竭绝，会出现什么证候？可以知道疾病预后的好坏吗？

答：足少阴经气竭绝，就会出现骨髓枯槁。足少阴肾经是属于冬藏的经脉，它是深伏内行而具有温养骨髓作用的。所以骨髓得不到肾气的温养，就会出现肌肉不能附着于骨，骨肉两者不能相亲附着，就会肉软而萎缩。肉软而又萎缩，就会感到牙齿像长了一些，并出现色泽枯槁，头发也不光滑了。头发不光泽，就是骨已先死的象征，这种病，戊日加重，己日死亡。

足太阴经气竭绝，则经脉之气不能营养口唇。口唇是测知肌肉荣枯的依据。足太阴脾的经脉不能输布营养，肌肉便不会光滑润泽；肌肉不光泽润泽，就会人中沟变浅或消失，人中沟变浅或消失，口唇就会外翻。口唇外翻，就是肉已先死的象征。这种病，甲日加重，乙日死亡。

足厥阴经气竭绝，就会出现筋抽缩，牵引睾丸和舌。足厥阴经是属于肝脉，肝脏是与筋相配合的。筋，聚合在外生殖器而又联络于舌根，所以足厥阴肝的经气得不到营养，就会使筋拘缩挛急；筋的拘缩挛急，就会牵引睾丸和舌，出现舌卷和睾丸上缩的症状，这就是筋已先死的象征。这种病，庚日加重，

第二十四难

----

① 脉不通：《脉经》卷三第二、《外台》卷十六脉极论引"脉不通"下并有"少阴者，心脉也，心者，脉之合也"十二字。

② 色泽去：《灵枢.经脉》作"髦色不泽"。《外台》、《脉经》引并作"发色不泽"。

③ 面黑如梨：《本义》"面"字下有"色"。《灵枢》、《脉经》、《外台》引"梨"作"漆柴"。《本义》、《集览》本、《甲乙》卷二第一"梨"并作"黧"。丁德用注曰："'梨'字当作'黧'。"古"梨"与"黧"声义相通。《说文通训定声·履部》："梨字亦作黧。"黧色，指黑中带黄的颜色。

辛日死亡。

　　手太阳经气竭绝，就会出现皮毛憔悴。手太阴经是属于肺的经脉，它能运行精气以温养皮毛。如肺气不能输布营养皮毛，则皮毛就会憔悴，皮毛憔悴，是由于津液丧失；津液丧失，就会出现皮毛和关节受到损伤；皮毛、关节受伤，就显示出皮肤枯槁、毫毛折断的症状。毫毛折断，就是经气先死的象征，这种病，丙日加重，丁日死亡。

　　手少阴经气竭绝，则血脉不能通畅；血脉不通，则血液不能周流运行；血液不能周流运行，则肤色失去了正常的光泽，所以面色呈现出黑里带黄的颜色，这就是血先死的象征。这种病，壬日加重，癸日死亡。

【原文】

　　三阴①气俱绝②者，则③目眩转，目瞑；④⑤目瞑者，为失志；失志者，则志气先死。死，即目瞑也。

　　六阳气俱绝者，⑥则阴与阳相离，阴阳相离，则腠理⑦

---

　　①　三阴：《难经本义》滑注："三阴，通手足经而言也。《灵枢》十篇作五阴气俱绝，则以手厥阴与手少阴同心经也。"

　　②　三阴气俱绝：《灵枢》、《甲乙》、《千金》卷十九第四章引三阴并作"五阴"。《甲乙》无"气"字。《千金》"绝"字下有"不可治"三字。《外台》引"绝"字下有"不可疗"三字。

　　③　则：此下至"即目瞑也"一句，《灵枢·经脉》篇作："目系转，转则目运，目运者，为志先死；志先死则远一日半死矣。"

　　④　目瞑：《甲乙》作"转则目运"。《千金》、《外台》引并作"转则目精夺"。

　　⑤　目瞑：瞑，闭眼。

　　⑥　六阳气俱绝者：篇首以三阴三阳设问，而答词只有阴绝无阳绝，似有脱文。应据《素问·诊要经终论》、《甲乙》卷二"十二经脉络脉支别"补。

　　⑦　腠理：《灵枢》、《甲乙》"理"字下并有"发"字。

黄帝八十一难经

泄，绝汗①乃出，大如贯珠，② 转出不流，③ 即气先死。旦
占④夕死，夕占旦死。⑤

【语译】

　　手足三阴经的经气都已竭绝，就会出现眼花，视物不清，
眼球翻转，眼睛闭合。眼睛闭合，是表示神志已经丧失。神志
丧失，就是神志已先死了。故人死的时候，就闭合了眼睛。

　　六阳经的经气都已竭绝，就会出现阴气和阳气两相分离。
阴阳之气两相离分，则阳气外脱，腠理开泄，从而流出了绝汗，
汗出像连串的珠子，转动在皮肤上而不流滴，这是气先死的象
征。在早晨发现这样现象，可以预测当晚会死；在晚上发现这
样现象，可以预测在次日早晨会死。

【按语】

　　本难所述的各经临床症状，均为经气竭绝时的危重病候。
十二经脉之气来源于脏腑，经气的虚实标志着脏腑精气的盛衰。
故所述实际上是脏腑之气竭绝的证候。

　　本难从一开始即提出"手足三阴三阳气已绝，何以为候"，
但在答语中未及手足之阳经，亦未论及手厥阴气绝的内容。关
于手厥阴经，《灵枢·邪客》篇曰："诸邪之在于心者，皆在于心
包之络，包络者，心主之脉也。"可见本难所述手少阴气绝之候
中，实际已包括手厥阴气绝的证候在内。

　　关于手足三阳经气绝的证候，《素问·诊要经终论》中谈

第二十四难

81

---

　　① 绝汗：由于阴阳离绝，阴竭于内，阳脱于外而致的汗出称为绝
汗。表现为病危或濒死时汗出如珠，着身而不流，或汗出如油不止。
　　② 大如贯珠：《伤寒九十论》作"汗出如珠"。
　　③ 转出不流：《伤寒九十论》"出"作"而"。
　　④ 占：预测。
　　⑤ 夕占旦死：《句解》"死"字下有"此之谓也"四字。

到："太阳之脉，其终也，戴眼，反折瘈疭，其色白，绝汗乃出，出则死矣。少阳终者，耳聋，百节皆纵，目瞏绝系，绝系一日半死，其死也，色先青白，乃死矣。阳明终者，口目动作，善惊，妄言，色黄，其上下经盛，不仁，则终矣。"文中"终"字即当气绝解，虽未详分为手、足三阳经，但亦可作为本难的补充和参考。

至于本难所叙各经气绝后某日笃，某日死，是根据五行相克之学说推演而来，如肾属水，戊己属土，土克水，所以说戊笃己死；脾属土，甲乙属木，木克土，所以说甲笃乙死，其余以此类推。这只能看作是对疾病发展和预后的一种估计，没有时间上的实际意义，无非是为了说明这些病有迅速恶化和死亡的危险。《素问·脏气法时论》对此有较具体的阐述，可参阅研究。

第二十五难

【提要】

本难讨论人体内"经脉有十二、脏腑有十一"的原因，并提出心包与三焦俱有名而无形的见解。

【原文】

二十五难曰：有十二经，五脏六腑十一耳，其一经者，何等经也？

然：一经者，手少阴与①②心主别脉也。心主与三焦为表里，俱有名而无形，故言经有十二也。

【语译】

二十五问：人体有十二经脉，五脏六腑合起来只有十一个，那其余的一经，是什么脏器的经脉呢？

答：其余的一经，是指手少阴心经与手厥阴心包经的别脉，心包络和三焦互为表里，都是只有名称，而没有实体的，所以说经脉共有十二。

【按语】

关于手厥阴心包经，二十四难按语已谈到，它与手少阴心在疾病证候上有一致性。《灵枢•邪客》篇云，心乃"五脏六腑之大主"，邪气犯心，首先犯于心包络，即心包络代心受邪。本

---

① 少阴与：孙鼎宜曰："'少阴'当作'厥阴'，'与'字疑衍。别脉，犹言别有一脉也。"

② 与：此处不作连词用。王念孙曰："与，犹谓也。"

难认为心包络有名而无形，故脏器十一，经脉却有十二。

　　本难提出"心主与三焦为表里，俱有名而无形"之说。后世医家对此有不同的解释。关于三焦，请参阅三十一难和六十六难按语。关于心包络，《难经集注》杨注："心主有名而无脏。"玄医曰："心主包络于外，三焦包罗于周身，俱有质而无形。凡物之貌，长短方圆椭角之类，谓之形也。然则心主形者，心形是也；三焦形者，身形是也，此有名无形之谓也。然诸说者，以形为质，而反以《难经》为误，纷纷不分，是非浑淆，盖人身以阴阳为本，阴阳，水火是也。心主，主心之事，为火官。三焦，原气之别使，为水官，又命门之元阳，潜行于腜（凡骨肉脏腑之会，总谓之腜）间，俱相火之职分，故此二经为表里，充十二经数，应十二月，不期然而然者，学者宜详审。"《难经经释》徐大椿则认为："心主者，即心包络，有脂膜以卫心者也，安得无形？其所以不得谓之脏者，盖心主代心行事，本无所藏，故不以脏名也。"后世医家于临床上治疗心脏疾病，也常选心包经的穴位而获显著效果。故对"无形"的理解应为：无形并不是说无形质可见，而是说心包络包于心脏之外，不是一个独立的脏器。

第二十六难

【提要】

本难提出十五络脉中除十二经脉各有一络外，其余三络的具体内容，即阳跷之络，阴跷之络和脾之大络。

【原文】

二十六难曰：经①有十二，络②有十五，余三络者，是何等络也？

然：有阳络，有阴络，有脾之大络。阳络者，阳跷之络也。阴络者，阴跷之路也。故络有十五焉。

【语译】

二十六问：经脉有十二，络脉有十五，所余的三络，这三络是什么经脉的络呢？

答：有阳络，有阴络，有脾脏的大络。阳络，是连属于阳跷的络脉；阴络，是连属于阴跷的络脉。所以络脉共有十五。

【按语】

《灵枢·经脉》篇所载十五络（又叫十五别），其与本难内容略有不同。除十二经脉各有一络处，还有督脉的长强和任脉的屏翳加脾之大络，无阳跷和阴跷之络。且分别提出了其循行

---

①② 经/络：经脉与络脉有着显著的区别。经脉循行于较深的部位，络脉则散布于浅表部位，经脉纵行，络脉支而横出；经脉深不可见，络脉浅而易见。《难经本义》曰："直行者谓之经，傍出者谓之络。经犹江汉之正流，络则沱潜之支派。"

部位，和具体说明了其虚实病候与针刺穴位。所以后世对十五络的认识，都是以《灵枢》的记载为依据。十五络脉的名称，亦以其所属经脉别出之处的穴位名称而命名，这些穴位，是经气和络气交会的处所。互为表里经脉之间循环传注的纽带，也是治疗上常用的络穴。而本难论及的阴跷和阳跷脉，本身没有穴位，将其作为十五络中之二络，实际意义不大。

附《灵枢》十五络之名称：

手太阴之络名列缺，手少阴之络名通里，手厥阴之络名内关，手太阳之络名支正，手阳明之络名偏正，手少阳之络名外关；足太阳之络名飞扬，足阳明之络名丰隆，足少阳之络名光明，足太阴之络名公孙，足少阴之络名大钟，足厥阴之络名蠡沟；督脉之络名长强，任脉之络名屏翳，脾之大络名大包。

第二十七难

【提要】

本难论述了奇经的含义和内容。

【原文】

二十七难曰：脉有奇经①八脉者，不拘于十二经，②何也？

然：有阳维，有阴维，有阳跷，有阴跷，有冲，有督，有任，有带之脉。③凡此八脉者，皆不拘于经，④故曰奇经八脉也。

经有十二，络有十五，凡二十七气，相随上下，何独不拘于经也？

然：圣人图设沟渠，通利水道，以备不然⑤。天雨降下，

---

① 奇经：奇，有两种音义。一读（qí），《集注》杨注："奇，异也，此之八脉与十二经不相拘制，别通而行，与正经有异，故曰奇经也。"指十二经之外功能相异的一类经脉。二读（jī），没有配偶叫做奇，因奇经没有表里的相配经脉，故叫奇经。此二种解释是从不同角度来分析的，因此都有道理。

② 不拘于十二经：《集览》本"不"字上有"皆"字。《脉经》卷二第四无此六字。

③ 有带之脉：孙鼎宜曰："'之脉'二字可删。"

④ 皆不拘于经：《集览》本"于"字下有"十二"二字。

⑤ 不然：《脉经》卷二第四作"不虞"。

沟渠溢满①，当此之时，霶霈②妄行，③ 圣人不能复图也。此络脉④满⑤溢，诸经不能复拘也。

【语译】

二十七问：经脉中有奇经八脉，都不被限制在十二经脉的范围之内，怎么回事呢？

答：在经脉中，有阳维，有阴维，有阳跷，有阴跷，有冲脉，有督脉，有任脉，有带脉，所有这八脉，都不被限制在十二经脉的范围之内，所以称它为奇经八脉。

经脉有十二，络脉有十五，所有这二十七经络的脉气，是相互在周身上下运行，为什么惟独奇经不被限制在十二经脉的范围内呢？

答：古代圣人计划开掘沟渠，疏通水道，用来防备意料不到的水灾。天降大雨，沟渠里的水溢外流，当这个时候，大量的雨水泛滥妄行，圣人也不能再计划开挖沟渠了。这好像奇经气血流溢一样，十二经是不能限制它的。

【按语】

奇经八脉的名称，首见于本难。《内经》中虽有关于任脉、督脉等八条经脉的论述内容，涉及经脉的循行路线、生理功能、病理证候及治疗取穴等方面，但其内容不系统，比较零散，分见于《素问》、《灵枢》等十余篇经文中。而《难经》对奇经八脉的论述却较集中和系统，具体说明了奇经八脉的起止点和循行

---

① 溢满：《句解》、《集览》本并作"满溢"。

② 霶霈：音同滂沛，大水涌流貌，在此比喻人身经脉中气血流行。

③ 当此之时，霶霈妄行：《本文》"行"作"作"。《脉经》卷二第四此两句互倒，义较明。应据改。

④ 此络脉：指奇经。《难经本义》："此络脉三字，越人正指奇经而言也，既不拘于经，直谓之络脉亦可也。"

⑤ 满：《脉经》作"流"。

部位，并指出其不同于十二经脉之功能特点，使之成为经络学说的重要组成部分。因此可以说，它是对古医籍中奇经八脉理论的总结。

第二十七难

第二十八难

【提要】

本难承接前一难内容，进一步说明了奇经八脉的起止点和循行部位。

【原文】

二十八难曰：其奇经八脉者，既不拘于十二经，皆何起何继①也？

然：督脉者，起于下极之俞②，并于脊里，上至风府③、④入属于脑。⑤任脉者，起于中极⑥之下，以上毛际，⑦

---

① 何起何继：《句解》"起"作"始"。《脉经》奇经八脉病第四"继"作"系"。继：通"系"。此指承接。《后汉书·李固传》："即位以来，十有余年，圣嗣未立，群下继望。"《后汉书·班固传下》："系唐统，接汉绪。"金·王若虚《王氏先茔之碑》："乃叙其大略，而系之以铭。"

② 下极之俞：有两种解释，一种认为是指长强穴，如《集注》杨曰："下极者，长强也。"一种认为是指前后阴间的会阴穴。如加藤宗博云："下极之俞，即两阴间深处。"实际上，长强穴与会阴穴的深部为同一位置。

③ 风府：穴名。属督脉经。在枕骨粗隆直下，两侧斜方肌之间的凹陷中。

④ 并于脊里，上至风府：《脉经》卷二第四"里"下有"循背"二字。《太素》卷十督脉杨注引作"并脊上行，至风府，为脉之聚"。

⑤ 入属于脑：《脉经》卷二第四无此四字。《佚存》、《集览》本"入"字下并无"属"字。《甲乙》卷二第二引《难经》"脑"字下有"上巅循额至鼻柱，阳脉之海也"十二字。

⑥ 中极：穴名。属任脉经。在腹正中线脐下四寸（同身寸，下同）。

⑦ 以上毛际：《集览》本"上"字下有"至"字。

循腹里，上关元①，至喉咽②。冲脉者，起于气冲③④并足阳明⑤之经，夹脐上行，至胸中而散也。带脉者，起于季肋⑥，回身一周。阳跷脉者，起于跟中，循外踝上行，入风池⑦。阴跷脉者，亦起于跟中，循内踝上行，至咽喉，⑧ 交贯冲脉。阳维、阴维者，维络于身，溢畜不能环流灌溉诸经者也。⑨ 故阳维起于诸阳会⑩也，阴维起于诸阴交⑪也。比于⑫圣人图设沟渠，沟渠满溢，流于深湖，故圣人不能拘通也。而人⑬脉隆盛，入于八脉，而不环周，⑭⑮ 故十二经亦不能拘之。其受邪

① 关元：穴名。属任脉经。在腹正中线脐下三寸。

② 喉咽：《集览》本作"咽喉"。

③ 冲脉者，起于气冲：《素问·骨空论》、《太素》卷十冲脉"冲"并作"街"。

④ 气冲：穴名。一名气街。属足阳明胃经，在腹正中线旁开二寸腹股沟部，当天枢穴垂直线与耻骨联合上缘水平线交点处。

⑤ 足阳明：《甲乙》卷二第二、《素问·骨空论》"阳明"并作"少阴"。徐大椿谓："阳明、少阴两经不甚相远，皆冲脉所过，义无害也。"《难经本义》认为："当从《内经》。"即以足少阴为是。

⑥ 季肋：原为"季胁"。《脉经》卷二第四"胁"作"肋"，今据改。

⑦ 风池：穴名。属足少阳胆经。在枕骨粗隆直下的凹陷处与乳突之间。

⑧ 至咽喉：《甲乙》卷二第二引《难经》作"入喉咙"。

⑨ 溢畜不能环流灌溉诸经者也：《难经汇注笺正》："'溢畜'二字，已不可解，且与上下文皆不连贯，当以衍文删之。"《难经本义》认为此"十二"字，当在"十二经亦不能拘之"之下。可参考。

⑩ 诸阳会：指足太阳膀胱经的金门穴处，在足外踝前下方。

⑪ 诸阴交：指足少阴肾经的筑宾穴处，在足内踝之上。

⑫ 比于：《句解》无此二字。

⑬ 而人：《太素·阴阳维脉》杨注引作"血"字。

⑭ 入于八脉，而不环周：《太素·阴阳维脉》杨注引"入于"作"溢入"，"环周"作"还也"。

⑮ 不环周：《难经经释》云："不环周，言不复归于十二经也。"

气，畜则肿热，砭射之①也。②

二十八问：这奇经八脉，既然不被限制在十二经范围之内，那么，它们的循行都是从哪里起始，又和哪里相连接呢？

答：督脉是起于下极的会阴部，沿着脊柱里面，直上到风府穴，进入脑部。任脉是起于中极穴的下面，向上到阴毛处，沿着腹内部，再上行经过关元穴，到咽喉部。冲脉是起于气冲穴，并行于足阳明胃经之内，夹脐旁的两侧上行，到胸中就分散了。带脉是起于侧胸的季肋部，环绕腰腹一周。阳跻脉是起于足跟之中，沿着足外踝向大腿外侧上行，进入项上部的风池穴。阴跻脉是起于足跟之中，沿着足内侧向大腿内侧上行，入咽喉，和冲脉互相灌注。阳维、阴维脉，接连着联络周身的经脉，即使气血充溢、储满也不能环流灌溉各条经脉。阳维脉起始于各阳经的会合处金门穴，阴维脉起始于各阴经的会合处筑宾穴。好比圣人计划开挖沟渠，沟渠里的水充满外溢了，就会流进深湖之中，因此圣人从不去限制水的流通。而当人体的经脉气血极盛的时候，就会进入奇经八脉，进入奇经八脉的气血不会循着经脉的通路环流。所以十二经脉也不能限制奇经八脉。如果奇经八脉受到病邪的侵袭，蓄积于内便会发生肿热，就应该用砭石射刺放血的方法治疗。

【按语】

本难虽然具体说明了奇经八脉的起止点和循行部位。但据

① 砭射之：砭，砭石，远古时代的治病工具，用其扎刺皮肤以治病，是针刺治疗方法的前身。砭射之，指用砭石射刺放血的疗法。丁锦曰："砭射之，出其所畜之血也。"

② 畜则肿热，砭射之也：《圣济总录》卷一百十三无"畜则"二字，"砭"字前有"宜"字。

文献记载，奇经八脉有许多支线分散在全身上下，和各经络之间相互贯通，特别是督脉、任脉和冲脉的分布范围更为广泛，本难仅是指出其中主要的一部分。为便于参考研究，现参阅《素问》、《灵枢》以及李时珍《奇经八脉考》等内容，对奇经八脉的循行综述如下：

督脉 督脉的循行，一般都以在背部的贯脊络脑、下额至鼻柱的这一条通路为主，但根据《素问·骨空论》、《灵枢·经脉篇》、《甲乙经》以及《奇经八脉考》的记载，它的循行路线，包括各支脉在内，共有四条。其中两条，都自背部由下而上，另一条是由脑部循脊旁下行至腰，还有一条是行于腹部，由少腹直上，入喉。这四条径路的具体分布情况为：（1）起于少腹胞中，下抵阴器，到会阴部，经尾闾骨端的长强穴，由脊上行，至项后风府穴处，入脑，上行巅顶，沿额至鼻柱；（2）由尾闾骨端分出，斜绕臀部，与足少阴从股内后廉上行的脉及足太阳的经脉相会合，再回过来贯脊入属肾脏；（3）从目内眦处上行，上额交巅上，入络脑的正中，再分别下颈项，循脊旁下行至腰中，入络肾脏；（4）由少腹胞中直上，贯脐中在，上贯心，入喉，上颐环唇，上系目下之中央。

任脉 任脉的循行径路，也不只是胸腹部正中线的一条，根据《素问·骨空论》、《灵枢·经脉篇、五音五味篇》，以及《奇经八脉考》的记载，任脉的循行共有三条径路，其中行于胸腹部两条为：（1）起于少腹部中极穴下面，沿胸腹正中绕直上至咽喉，再上颐，循面，入目；（2）从鸠尾穴处分出，散布于腹部。但另有一条却是由背部转出于腰部，开始时起于胞中，贯脊，上循背部正中，其浮而外出的，循腹（右）上行，会于咽喉，别而络唇口。

冲脉 冲脉的循行径路，和任、督二脉一样的较为复杂，根据《素问·骨空论》、《灵枢·逆顺肥瘦篇、动输篇、五音五味篇》，以及《奇经八脉考》的记载，冲脉可分为五条径路，其中

第二十八难

两条，循胸腹部上行，另有两条沿大腿内侧，下行至足，还有一条则自少腹分出，贯脊，行于背部。这五条径路的具体分布情况为：（1）从少腹内部再浅出气街部，与足少阴肾经相并上行，过脐旁，抵达胸中后弥漫散布；（2）自胸中分散后，向上行到达鼻之内窍"颃颡"部；（3）起于肾下，出于气街，循阴股内廉，入腘中，经过胫骨内廉，到内踝的后面，入足下；（4）从胫骨内廉，斜入足踝，到足跗上，循行于足大趾；（5）从少腹分出，向内贯脊，行于背。

带脉　带脉的循行，比较单纯，除了本难所指出的"起于季肋，回身一周"之外，文献中与此有关的记载较少，仅在《灵枢．经别篇》中曾说："足少阴之正，至腘中，别走太阳而合，上至肾，当十四椎，出属带脉。"在这里说明了带脉的位置，循行腰腹，高低约与十四椎相平。此外，在《奇经八脉考》的记述中，曾把带脉的起点穴位，作了说明："带脉者，起于季肋足厥阴之章门穴，同足少阳循带脉穴，围身一周，如束带然。"

阳跷脉　阳跷脉的走向，根据本难和《奇经八脉考》的记载，它的具体分布情况，可从两条径路来叙述：（1）阳跷脉的循行路线，起于足外踝下足太阳经的申脉穴，绕行外踝后下侧，上沿股外侧，向上经过胁肋，循行肩膊外侧，沿颈上至口吻，到目内眦，与阴跷、足太阳脉上行于脑，再回转来到目外眦；（2）从目眦上入发际，向后行，到风池穴处。

阴跷脉　阴跷脉的走向，根据《灵枢·脉度篇、寒热病篇》、《奇经八脉考》以及本难的记载，它的具体分布情况是起于足少阴肾经内踝下的照海穴，上行沿股内侧，经过阴部，上循胸内，入于缺盆；沿喉咙，出人迎穴之前，经过颧部内侧，到达目内眦，和太阳、阳跷脉相会，再相并上行至脑，回转来再入目锐眦处。

阳维脉　阳维脉的走向，本难仅指出起于诸阳之会，而没有具体说明起始部位和分布概况，但在《奇经八脉考》之中，却有明白的说明：阳维脉起于诸阳经的交会处，它的脉气发于足太阳膀胱经的金门穴，沿膝部的外侧，上行髀厌部，抵少腹侧，沿胁肋斜向上行，至以上的肩部，经过肩前，行入肩后，上沿耳的后方，到额部，再循行于耳上方。在头部的循行，最后是和督脉会于风府、哑门。

阴维脉　阴维脉的走向，本难也仅指出起于诸阴之交，并未明确叙述它的起始部位和分布情况，但在《奇经八脉考》之中，把它的起点和循行路径，以及各经穴的交会，都作了进一步的说明：阴维脉起于诸阴经的交会处，它的脉气发于足少阴肾经的筑宾穴，上沿腿内侧，抵达少腹部，沿胁肋部循行，再上贯胸膈，到咽喉的两旁会合，上行头面，至顶前的头额部。

第二十九难

【提要】

本难讨论奇经八脉的病证。它们大多与各经分布部位和生理作用有关。

【原文】

二十九难曰：奇经之为病何如？

然：阳维维于阳，阴维维于阴，阴阳不能自①相维，则怅然失志②，溶溶③不能自收持。④ 阳维为病苦寒热，阴维为病苦心痛。⑤ 阴跷为病，阳缓⑥而阴急⑦，阳跷为病，阴缓⑧而阳急⑨。冲之为病，逆气而里急。督之为病，脊强而厥。

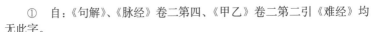

① 自：《句解》、《脉经》卷二第四、《甲乙》卷二第二引《难经》均无此字。

② 怅然失志：《太素》卷十阴阳维脉"怅"作"伥"。"怅"通"伥"。怅然，神思恍惚貌；失志，失意。在这里里形容失意而不痛快的样子。

③ 溶溶：疲倦乏力貌。

④ 则怅然失志，溶溶不能自收持：《甲乙》卷二第二引《难经》无此十二字，作"为腰腹纵容，如囊水之状"。《太素》杨注引"溶溶不能自收持"为不能自持。

⑤ 阳维为病苦寒热，阴维为病苦心痛：此十四字原在本难"腰溶溶若坐水中"下，文义不通，亦不连贯，显系错简。今据《脉经》移此。滑寿云："'阳维为病苦寒热，阴维为病苦心痛'，诸本皆在'腰溶溶若坐水中'下，谢氏移置'溶溶不能自收持'下，文理顺从，必有所考而然，今从之。"

⑥⑦⑧⑨ 缓/急：古林正祯注曰："缓对急而言。缓者，和缓无病之义，急者，急缩拘挛之义。"

任之为病，其内苦结，男子为七疝⑥，女子为瘕聚②。带之为病，腹苦满，⑧ 腰溶溶若坐水中⑨。此奇经八脉之为病也。

【语译】

二十九问：奇经八脉所发生的病变是怎样的?

答：阳维脉是联系着全身各阳经；阴维脉是联系着全身各阴经。如阴维和阳维不能相互联系，就会使人感到精神不痛快、失意，倦怠乏力，在动作上不能自主。如果阳维脉单独发病，就苦于怕冷发热；阴维脉单独发病，就苦于心痛。阴跷脉发生病变，会在属阳的外侧表现弛缓，而属阴的内侧却表现拘急；阳跷脉发生病变，在属阴的内侧表现弛缓，而属阳的外侧却表现拘急。冲脉发生病变，会使气上逆，而感到腹内胀急疼痛。督脉发生病变，会出现脊柱强直，甚至昏厥。任脉发生病变，患者的腹内，苦于气结不爽，男子可发生七种疝气，女子容易发生瘕聚之证。带脉发生病变，苦于腹中胀满，腰部纵缓无力，好像坐在冷水里面。这些，就是奇经八脉发生病变时所出现的证候。

【按语】

本难对奇经八脉的病证作了较详细的论述。

第二十九难

⑥　七疝：历代医家对此解释不一。《素问·骨空论》有七疝之称，但未有具体病名。散见于各篇的有：冲疝、狐疝、癩疝、厥疝、瘕疝、癀疝、癃疝、心疝、肺疝等，孙鼎宜曰：“七疝者，一厥、二盘、三寒、四癩、五肘、六脉、七气，或云寒、水、筋、血、气、狐、肘也。”《诸病源候论·疝病》则曰：“七疝者，厥疝、癩疝、寒疝、气疝、盘疝、肘疝、狼疝。”后世多倾向于《内经》中的前七疝。

⑦　瘕聚：瘕，有假的含义，指假借他物而成形，推移可动的包块病症。聚，结聚。指腹部气聚成包块的病症，有聚散不定，推移可动的特点。

⑧　腹苦满：原为“腹满”，《脉经》卷二第四作“腹苦满”，今据补。

⑨　水中：《脉经》卷二第四“水中”下有“状”字。

阳维、阴维脉的病证：阳维为纲维诸阳之脉，阴维为纲维诸阴之脉，二者互相联系，以保持身体阴阳的相对平衡。反之，阴阳不能平衡，就会出现"怅然失志，溶溶不能自收持"的症状。《难经汇注笺正》认为："阳维维阳，阴维维阴，盖以此身之真阳真阴而言。阴阳不能维系，故怅然失志，阳气耗散而索索无生气也。溶溶不能自收持，阴液消亡而萎软无力也。"阳主外主表，阳气不和则见恶寒发热之表证，阴主里，阴气不和则见心痛之里证。

阳跷、阴跷脉的病证：阳跷、阴跷脉均起于足跟，前者循行于下肢外侧，后者循行于下肢内侧，其病变与肢体筋肉的缓急有关。一旦发生病变，就会出现经脉挛缩拘急，相对于另一侧则表现为经脉弛缓。故"阴跷为病，阳缓而阴急，阳跷为病，阴缓而阳急"。

冲脉的病证：冲脉之气失调，与足阳明之气相并，夹脐上而逆行下降，故可见腹部胀急疼痛、胸满气逆等症状。

督脉的病证：因其行于脊里，上行入脑，故病变可使脊柱强直，甚则角弓反张、昏厥。如临床所见的热甚动风痉厥。

任脉的病证：任脉起于少腹，其病变后必致气血瘀滞而运行不畅。在男子可见疝气病，在女子可见瘕聚证。

带脉的病证：带脉环绕腰腹一周，故病变可见腹中胀满，腰部弛缓无力如坐水中的症状。

奇经八脉所主病证尚不止本难所述这些，如《素问·上古天真论》有："任脉虚，太冲脉衰少，天癸竭，地道不通，故形坏而无子。"《灵枢·五音五味》篇有："冲任之脉，不荣口唇，故须不生焉……其冲任不盛，宗筋不成"等有关生殖生育方面病变的记载。目前临床上对奇经八脉，应用较多的是冲、任、督三脉。它们都起于胞中，有"一源三歧"的说法，均与生殖生育系统有关。如用"调理冲任"之法治疗月经病，用"温养任督"之法治疗生殖机能减退等。

第三十难

【提要】

本难讨论荣卫的生成和循环。

【原文】

三十难曰：荣①气之行，常与卫气相随不？

然：经言人受气于谷。谷入于胃，乃传与五脏六腑，五脏六腑皆受于气。其清者为荣，浊者为卫，② 荣行脉中，卫行脉外，营周不息，③ 五十而复大会，阴阳相贯，④ 如环之无端，⑤ 故知荣卫相随⑥也。

【语译】

三十问：营气的运行，是否常和卫气相随而行呢？

答：古代经典医著上说，人体接受的精微之气，来源于水谷。水谷进入胃中，然后它化生的精微传布到五脏六腑，使五脏六腑都能得到营养物质的供应。其中清的称为营气，浊的称为卫气。营气流行在脉中，卫气流行在脉外，在身体里运转不

---

① 荣：同"营"。此指脉中之血。

② 清者为荣，浊者为卫：虞庶曰："详此清浊之义，倒言之为正，恐传写误也。"供参考。

③ 营周不息：营，围绕。营周不息，指荣卫之气循环周流不息。

④ 五十而复大会，阴阳相贯：荣行脉中属阴，卫行脉外属阳，二者虽然分道运行在脉内、脉外，但经过五十周次之后再总的会合一次，相互贯通。

⑤ 如环之无端：《灵枢·营卫生会》篇无"之"字。

⑥ 随：《句解》作"从"。

止，一昼夜分别循行五十周次后，再总的会合一次，如此阴阳内外互相贯通，好像圆环没有头儿一样，因此知道营气和卫气是相随而运行的。

【按语】

营卫是维持人体生命活动的两种重要物质，它们有营养人体和防御疾病的作用。营卫之气都来源于饮食水谷，通过脾胃的消化吸收，化生而成。分布在脉内的叫营，脉外的叫卫。因营气属阴，故其分布是由胃传肺，从肺行于血脉之中，以运行于全身；因卫气属阳，故其分布脉外，运动迅速，达于四肢，循行于皮肤分肉之间。二者同源异流，正如张景岳于《类经》中所云："卫主气而在外，然亦何尝无血，荣主血在内，然亦何尝无气。故荣中未必无卫，卫中未必无荣，但行于内者，便谓之荣，行于外，便谓之卫。此人身阴阳交感之道，分之则二，合之则一而已。"由此可见，营卫之气之间是相互依赖、相互协调的整体，有着"阴生于阳，阳根于阴"的相辅关系。荣主营养五脏六腑，帮助使卫外的机能加强；卫主抵御外邪，才可以保证体内更好地吸收营养。

本难校勘中提到，虞庶认为"清"、"浊"二字读倒，应为"浊者为荣，清者为卫"。这只是看问题的角度不同而已。所谓"清者为荣，浊者为卫"的清、浊，在这里是指二者在性能上有所不同，并不是指物质的澄清和浑浊而言的。清含有柔和之意，浊含有刚悍之意，即营气和卫气具有阴柔和阳刚的不同特性。这与《素问·论》篇中"营者，水谷之精气也，和调于五脏，洒陈于六腑，乃能入于脉也。故循脉上下，贯五脏，络六腑也。卫者，水谷之悍气也。甚至慓疾滑利，不能入于脉也。故循皮肤之中，分肉之间，熏于肓膜，散于胸腹"的精神是一致的。

第三十一难

【提要】

本难阐述了三焦的部位及其上中下三焦各自的主要功能。同时提出主治三焦病变的穴位及其所在部位。

【原文】

三十一难曰：三焦者，何禀①何生②？何始？何终？其治③常在何许④？可晓以不？

然：三焦者，水谷之道路，气之所终始也。⑤ 上焦者，在心下，下鬲⑥，在胃上口，主内⑦而不出。其治在膻中，玉堂下一寸六分，直⑧两乳间陷者是。⑨ 中焦者，在胃中脘，不

101

---

① 禀：承受的意思。

② 生：据下文答词"主内而不出"、"主出而不内"句，疑为"主"字之误。

③ 治：《难经本义》解释曰："治，犹司也，犹郡县治之治，谓三焦处所也。或云：治作平声读，谓三焦有病，当各治其处，盖刺法也。"作管理解。

④ 许：作"处"讲。

⑤ 气之所终始也：意思为三焦是气机活动开始和结束的场所。

⑥ 鬲：通"隔"，阻隔。《汉书·薛宣传》："阴阳否鬲。"此处之"鬲"现通写作"膈"，指横膈膜。

⑦ 内：通"纳"。《荀子·富国》杨注："内读曰纳。"

⑧ 直：范围副词，为"只"、"当"之意。

⑨ 玉堂下一寸六分，直两乳间陷者是：滕万卿曰："玉堂下十四字，疑是古来注语，误入正文中者。"供参考。

上不下，主腐熟水谷。其治在脐傍。下焦者，在齐下，① 当②
膀胱上口，主分别清浊③，主出而不内，以传导也④。其治在
脐下一寸，故名曰三焦，其府⑤在气街⑥。

【语译】

三十一问：三焦承受什么？加工什么？它的部位从哪里开
始？到哪里终止？它们分别管理什么部位？这些问题可以讲明
白吗？

答：三焦是机体受纳水谷、吸收营养、排泄糟粕的通道，
是气机活动开始和结束的场所。上焦位于心下到横膈膜这"一
段，在胃的上口，掌管受纳而不排出，其治疗在膻中穴。膻中
穴位于玉堂穴下一寸六分处。正当两乳之间的凹陷处。中焦在
胃的中脘处，不上不下，掌管消化水谷，其治疗在脐旁（天枢
穴处）。下焦正对着膀胱的上口，掌管分别表浊，排出糟粕而不
纳入，起着传导的作用，其治疗在脐下一寸处。所以合名叫三
焦，它们汇合的地方在气街。

【按语】

本难扼要地论述了三焦的功能：上焦主纳而不出，中焦主
腐熟水谷，下焦主分别清浊、出而不纳。其总的功能是"水谷
之道路，气之所终始"。

黄帝八十一难经

102

---

① 在齐下：原无此三字。《集览》、《评林》、《俗解》、《图注》本、
《史记·扁鹊仓公列传》正义引《八十一难》、《太素·经脉之一》杨注引
《八十一难》等均有"在齐（脐）下"三字，律以上文"在心下"、"在胃
中脘"，今据诸本补。

② 当：对着的意思。

③ 分别清浊：指下焦有排泄大小便的功能。

④ 主出而不内，以传导也：《伤寒明理论》卷一"少腹满"第十七
引《难经》无此九字。

⑤ 府：作所在解。在这里引申为三焦之气所汇聚的地方。

⑥ 气街：指经络之气通行的径路。

关于三焦"有名而无形"的问题，请参阅第六十六难按语。

本难末句"其府在气街"，《难经本义》滑寿认为："愚按其府在气街一句，疑错简，或衍。三焦自属诸腑，其经为手少阳，与手心主配，且各有治所，不应又有腑也。"滑氏的说法不对。此处"府"字为气聚之意，并非六腑之腑。如徐大椿云："府，犹舍也，藏聚之义，言其气藏聚于此也。"又此处"气街"一词，不是某些书中所解释的"足阳明胃经的穴位名称"。《集注》杨玄操曰："气街者，气之道路也。三焦既是行气之主，故云府在气街。街，衢也。衢者，四达之路也。"《灵枢·卫气》篇亦云："请言气街，胸气有街，腹气有街，头气有街，胫气有街。"说明古代称气街者不一定是指足阳阴胃经的穴位。分析本难原文，"其府在气街"一句，是根据上文三焦之治而言的：上焦其治在膻中，中焦其治在脐旁，下焦其治在脐下一寸。此三处是上中下三焦之气所舍、所聚、所达之处，当亦为"气街"。临床上此三处也均为针灸治疗上中下三焦病变的常用穴位，如膻中穴，是脾、胃、三焦、小肠经四脉之会，也是心包络的募穴；又如脐旁的天枢穴，它既属胃经，又是大肠的募穴；下焦之脐下一寸，为任脉的阴交穴，也是任脉与冲脉、足少阴肾经三脉的交会穴。

第三十二难

【提要】

本难讨论心肺二脏的解剖位置，同时叙述了心与荣血、肺与卫气的关系。

【原文】

三十二难曰：五脏俱等，而心、肺独在鬲上者，何也？

然：心者，血，肺者，气。① 血为荣，气为卫；② 相随上下，谓之荣卫。通行经络，营周于外，③ 故令心、肺在鬲上也。

【语译】

三十二问：五脏都是相等的，而惟有心、肺两脏的位置，却在横膈膜的上面，这是什么道理呢？

答：心主血液循环，肺主一身之气，血中包含丰富的营养为荣，气保卫体表，抵御外邪为卫两者随行于周身上下，这称作荣卫。它们分别流行于经络之中，运转于躯体之外，所以使得心肺都在横膈膜的上面。

---

① 心者，血，肺者，气：《五行大义》卷三引《八十一问》"者"作"主"。

② 血为荣，气为卫：《五行大义》引作"血行脉中，气行脉外"。

③ 通行经络，营周于外：《五行大义》无此八字。孙鼎宜曰："外，古文作身。"

【按语】

  本难主要说明心主全身的血脉，肺主全身的气机，二者对气血营卫起着调节作用。气血营卫有相互为用的关系。血液的周流不息靠气的推动，气的生生不已，温煦全身，又靠血的资助；同样，荣充盈于内，营养内脏，从而增强了卫外的机能，卫捍卫于外，抵御外邪，也就保证内脏更好地得到营养。

  联系二十二难"气先病、血后病"之说，难经对后世温病学说中卫气营血理论可能有一定的影响。

第三十三难

【提要】

本难以阴阳五行学说叙述肝肺两脏的属性和解释"肝入水而沉，肝熟复浮；肺入水而浮，肺熟而复沉"之现象。

【原文】

三十三难曰：肝青象木，肺白象金。肝得水而沉，木得水而浮；肺得水而浮，金得水而沉。其意何也？

然：肝者，非为纯木也，① 乙角②也，庚之柔③。大言阴

黄帝八十一难经

106

---

① 肝者，非为纯木：指肝在五行中比类于木，但又并非纯粹的木。肝为乙木，它与庚金相配，吸金的"微阴之气"。

② 乙角：在五行学说理论中，十天干分为阴阳两种属性，其中甲、丙、戊、庚、壬属阳，乙、丁、己、辛、癸属阴；属阳的称为阳干，属阴的称为阴干。阴干配脏，阳干配腑。再以此配五行、五音。

十天干阴阳五行属性表

五行	木	火	土	金	水
阳干（性刚）	甲	丙	戊	庚	壬
阴干（性柔）	乙	丁	己	辛	癸
五音	角	徵	宫	商	羽
五脏	肝	心	脾	肺	肾

从上表可以得知，甲乙为木，配角音，甲为阳木属胆，乙为阴木属肝。故这里说的乙角，即指肝而言。

③ 庚之柔：按照五行学说，十天干每隔五位按阴阳不同属性，从五行相克规律，相互配偶，这叫做阴阳相配。即甲与己合，乙与庚合，丙与辛合，丁与壬合，戊与癸合。阳为刚，阴为柔（见上表）。由此可以得知，属阴的乙木与属阳的庚金相配，即称乙木为"庚之柔"。

与阳，小言夫与妇。① 释其微阳，而吸其微阴之气，② 其意乐金，又行阴道多③，故令肝得水而沉也。

肺者，非为纯金也，④ 辛商⑤也，丙之柔⑥。大言阴与阳，小言夫与妇。释其微阴，婚而就火，⑦其意乐火，又行阳道多⑧，故令⑨肺得水而浮也。

① 大言阴与阳，小言夫与妇：乙与庚之间，辛与丙之间存在着阴阳刚柔的相配关系，从大处来说，这是阴阳互根、相合关系，从小处而言，犹如夫妇配偶关系。古代男女结婚先看生辰八字，看其是否相克，是否刚柔相配，亦是根据五行学说而来，明显具有封建迷信色彩。

②⑦ 释其微阳，而吸其微阴之气/释其微阴，婚而就火：释，释放、解除。吸，吸收。二者相对。在五行中，木主春，火主夏，为阳；金主秋，水主冬，为阴。五行各有旺时，木旺于春，乙木是应于初春的阴木，其时阴气尚盛，阳气犹微，故称之为"微阳"，与庚金相配，则释放自己的微阳而吸收庚金的微阴之气。金旺于秋，庚金是应于初秋的阳金，其时阳气尚盛，阴气犹微，故称庚为"微阴"，与丙火相配，则释放自己的微阴而吸收丙火的微阳之气。"婚而就火"，指庚金与丙火相配。

③ 行阴道多：乙角为庚之柔，其意乐金，而金旺于秋，秋季阴气渐盛，故称行阴道多

④ 肺者，非为纯金：指肺在五行中比类于金，但又并非纯粹的金。肺为辛金，它与丙火相配，"婚而就火"。

⑤ 辛商：从 106 页表中可以得知，庚辛为金，配商音，庚为阳金属大肠，辛为阴金属肺。故这里说的辛商，即指肺而言。（参见 106 页注②）

⑥ 丙之柔：属阴的辛金与属阳的丙火相合，就叫辛金为"丙之柔"。（参见 106 页注③）

⑧ 行阳道多：辛商为丙之柔，其意乐火，火旺于夏，夏日阳气偏盛，故称行阳道多。

⑨ 令：《句解》无。

肺熟①而复沉，肝熟②而复浮③者，何也？故知辛当归庚，乙当归甲也。

【语译】

三十三问：肝为青色，比象于五行中的木；肺为白色，比象于五行中的金。肝入水会下沉，但木在水里却是浮的；肺入水会上浮，但金在水里却是沉的。这里面的意思是怎样的呢？

答：肝不是单纯的木，它在十天干中属于阴性的乙木，在五音之中属于角音，是阳性庚金的配偶。从大处来说，是阴阳的互根，从小处来说，是夫妇的配合。乙木消散了它微弱的阳气，吸收了庚金的微弱阴气，它乐意从金而带有金性，金旺于秋，所行的阴道较多，阴性向下，因此肝在水里就要下沉了。

肺不是单纯的金，它在十天干中属于阴性的辛金，在五音之中属于商音，是阴性丙火的配偶。从大处来说，是阴阳的互根，从小处来说，是夫妇的配合。辛金消散了它微弱的阴气，婚配于丙火。它乐意从火而带有火性，火旺于夏，所行的阳道较多，阳性向上，因此肺在水里就会上浮了。

---

①② 熟：《太医局诸科程文》卷一墨义第三道引《难经》"熟"，作"热"。

③ 肺熟而复沉，肝熟而复浮：有二种解释。一种认为：熟，成熟，纯粹的意思。肺熟、肝熟，就是指辛金和乙木，原先分别与丙火和庚金相配，辛从丙火之性而浮（肺金得火而浮），乙从庚金之性而沉（肝木得金而沉）。但最后因相交之气已散，阴阳分离，结果各返其本性，成为纯粹的金与木。所以肺熟而复沉，辛金恢复其金性而下沉；肝熟而复浮，乙木也恢复其木性而上浮。丁锦曰："熟，犹纯也，辛归庚则纯金，丙与辛不合而离矣；乙归甲则纯木，乙与庚不合而离矣。"另一种解释认为"熟"为"热"字之误。如《难经汇注笺正》："'熟'字可疑，古今作注各家，皆从熟字敷衍，无一不牵强附会，不如徐灵胎本作'热'字为长。"徐大椿曰："肺气热则清气下坠，肝气热则相火上升。"张寿颐又云："肺有热则清肃之令不行，故失其轻扬之本性而为沉重。肝有热，则木火之焰上灼，故失其沉潜之本性而反升浮。其理极为易晓，徐灵胎注谓肺气热则清气下坠，肝气热则相火上升，立说亦甚简明。"此说可供参考。

肺成熟为纯金而复下沉，肝成熟为纯木而复上浮，又是什么道理呢？此乃阴阳不交，夫妇分离，辛金当归于庚金，成为单纯的金而下沉，乙木当归于甲木，成为单纯的木而上浮。

【按语】

本难运用阴阳五行学说所作的解释，在医理方面很难理解，而且有不少迷信的色彩。但其主要意义在于，说明脏腑之间有阴阳互根、五行交会的关系。概括为一句话，阴阳交则生，不生则病，离则死。

第三十三难

第三十四难

【提要】

本难按照阴阳五行学说，论述了人体五脏与自然界五声、五色、五臭、五味、五液的联系。同时通过论述五脏所藏的七神，说明了五脏与精神意识的密切联系。

【原文】

三十四难曰：五脏各有声、色、臭、味、液①，皆可晓知以不②？

然：《十变》③言，肝色青，其臭臊，其味酸，其声呼，其液泣④；心色赤，其臭焦，其味苦，其声言⑤，其液汗；脾色黄，其臭香，其味甘，其声歌，其液涎；肺色白，其臭腥，其味辛，其声哭，其液涕；肾色黑，其臭腐，其味咸，其声呻，其液唾。是五脏声、色、臭、味、液⑥也。

---

①⑥ 液：原无。马氏《难经正义》引王三畅云："前后声色臭味下皆当有'液'字。"下文五脏均有声、色、臭、味、液。今据补。

② 皆可晓知与不：《难经集注》无"皆"字。律以二十三难、三十一难、三十七难均为"可晓以不"句，"皆"字和"知"字衍。

③ 十变：滕万卿曰："十变，古书篇目。"此书现已无考。《难经》引《十变》书有三处，除本难外，还见于六十三难和六十四难。

④ 泣：《素问·宣明五气》篇作"泪"。

⑤ 其声言：《甲乙》卷一第一："心在声为笑。"按：言与呼、歌、哭、呻字义不类，应据改。

五脏有七神①，各何所藏耶？

然：脏者，人之神气所舍藏也。故肝藏魂，肺藏魄，心藏神，脾藏意与智，肾藏精与志也。

【语译】

三十四问：五脏各有所主的声、色、气、味、液，这些都是否可以讲明白？

答：《十变》上说：肝所主的颜色是青色，它的气为臊气，它的味为酸味，它的声音为呼叫，它化生的液体为泪。心所主的颜色是赤色，它的气为焦气，它的味为苦味，它的声音为笑，它化生的液体为汗。脾所主的颜色是黄色，它的气为香气，它的味为甜味，它的声音为歌唱，它化生的液体为涎。肺所主的颜色是白色，它的气为腥气，它的味为辣味，它的声音为哭泣，它化生的液体为涕。肾所主的颜色是黑色，它的气为腐气，它的味为咸味，它的声音为呻吟，它化生的液体为唾。这些就是五脏所主的声、色、气、味和液。

五脏中藏有七种名称的神，各脏所藏的是哪一种神呢？

答：脏是人体各种神气所藏的处所。所以肝藏魂、肺藏魄、心藏神、脾藏意和智、肾藏精和志。

【按语】

本难所述五脏与五声、五色、五臭、五味、五液的关系，是以五脏为核心，根据五行所属，结合孔窍感官的动能所提出来的，属于中医脏象学说的基本内容，与《素问》《灵枢》等书中所述有关内容是一致的。可参阅四十难和四十九难。

关于七神藏于五脏的理论，强调了人的精神意识、思维活

第三十四难

① 五脏有七神：草刈三越曰："按《内经》五脏之所藏惟五神。今云七神者，脾者，阴中之至阴，肾者，阴中之太阴，阴数偶，脾肾各藏二神，故曰七神。"

动和五脏功能的密切关系。《灵枢·本神》篇对此有较为详细的论述："生之来谓之精，两精相搏谓之神，随神往来者谓之魂，并精而出者谓之魄，所以任物者谓之，心有所忆谓之意，意之所存谓之志，因志而存变谓之思，因思而远慕谓之虑，因虑而处物谓之智。"七神属于人的精神活动，而这些精神活动的产生，是人对外界事物的反应。五脏所藏的精气，是七神的物质基础。五脏有病，则会导致精神活动的异常，反之，精神活动不正常，也会影响五脏正常的生理功能。这一观点贯穿在中医学的生理、病理、诊断、治疗和养生防病等各个方面。

第三十五难

【提要】

　　本难讨论腑的功能和脏腑相合。诸腑的功能各不相同，且有清浊之别。最后提出五腑可分别称为五色之肠。

【原文】

　　三十五难曰：五脏各有所腑，皆相近，而心、肺独去大肠、小肠远者，何也？

　　然：经言心荣、肺卫，通行阳气①，故居在上；大肠、小肠，传阴气②而下，故居在下。所以相去而远也。

　　又诸腑者，皆阳也，清净之处。今大肠、小肠、胃与膀胱，皆受不净③，其意何也？

　　然：诸腑者，谓是非也。④ 经言：小肠者，受盛之腑⑤

---

　　① 通行阳气：阳气，指营卫之气。通行阳气，是指心肺具有通行营卫之气的功能。

　　② 传阴气：传，传导。阴气，指糟粕秽浊之气。传阴气，是指大肠、小肠有传导水谷残渣等秽浊之气的功能。

　　③ 皆受不净：指它们贮藏的食物及其残渣，与五脏贮藏的精气相对而言比较污浊，故说皆受不净。

　　④ 是，非也：是，此的意思，指示代词，指上文"清净之腑"。诸腑传化不同，有净，有不净，不能都称为清净之腑，故曰，非也。

　　⑤ 受盛之腑：盛（chéng），容纳。受盛之腑，是说小肠是接受、容纳来自胃中已初步消化的水谷之腑。

也；大肠者，传泻①行道之腑②也；胆者，清净③之腑④也；胃者，水谷之腑⑤也；膀胱者，津液⑥之腑⑦也。一腑犹无两名，故知非也。

小肠者，心之腑；大肠者，肺之腑；胆者，肝之腑；胃者，脾之腑；膀胱者，肾之腑。

小肠谓赤肠，大肠谓白肠，胆者谓青肠，胃者谓黄肠，膀胱者谓黑肠。⑧ 下焦之所治也。

【语译】

三十五问：五脏各有与其所相合的腑，它们的位置都比较接近。而惟有心肺两脏距其相合的小肠、大肠两腑却比较远，是什么道理呢？

答：古代经典医著上说：心主营、肺主卫，两者俱有通行阳气的功能，因此它们位居膈上。大肠、小肠的功能是传导浊阴之气而下行的，因此它们位居膈下。所以心与小肠、肺与大肠的距离就比较远了。

又各腑都属于阳，按照阳清阴浊的道理，应当是清净之所在，但实际上大肠、小肠、胃和膀胱又都受纳秽浊不净之物，它的意义是什么呢？

① 传泻：《周礼·天官·疾医》贾疏引无。

② 传泻行道之腑：道，同"导"。传泻行道之腑是说大肠是传送小肠而来的糟粕，导之下行而排出粪便之腑。

③ 清净：《太素·本输》作"中精"，《千金》卷十二第一作"中清"。

④ 清净之腑：胆汁是体内分泌的，胆贮藏澄清洁净的胆汁（与水谷相对而言），而曰清净之腑。

⑤ 水谷之腑：指胃是受纳和腐熟水谷之腑。

⑥ 津液：《周礼·天官·疾医》贾疏引"液"作"滴"。

⑦ 津液之腑：津液，这里指水液。《诸病源候论》曰："津液之余者，入胞则为小便。"所以说膀胱是贮留小便的津液之腑。

⑧ 赤肠/白肠/青肠/黄肠/黑肠：《难任章句》"肠"作"腑"。孙鼎宜曰："五'腑'字通误作'肠'。"供参考。

答：各腑都属于阳，是对的。若把它们都称为清净之处，是不对的。古代经典医著上说，小肠是接受腐熟水谷之腑；大肠是传泻糟粕之腑；胆是清净不浊之腑；胃是受纳和消化饮食之腑；膀胱是蓄藏水液之腑。一个腑应该没有两样的名称。所以要记住不能有两个称谓。

小肠是心的表里之腑，大肠是肺的表里之腑，胃是脾的表里之腑，胆是肝的表里之腑，膀胱是肾的表里之腑。根据五脏所主的颜色，小肠叫做赤肠，大肠叫做白肠，胆叫做青肠，胃叫做黄肠，膀胱叫做黑肠。属于下焦之气所管理的。

【按语】

本难所论脏腑相合的理论，也是中医藏象学说的重要内容。它与《灵枢》所述"肺合大肠，大肠者，传导之腑；心合小肠，小肠者，受盛之腑；肝合胆，胆者，中精之腑；脾合胃，胃者，五谷之腑；肾合膀胱，膀胱者，津液之腑也"是一致的。

文中从"大肠、小肠、胃与膀胱皆受不净"的生理特点来说明腑虽属阳，但其功能是对水谷的纳入、消化、吸收和排泄，故不能以阳清阴浊的理论来解释腑为"清静之处"。这是从另一个角度把纳水谷的腑与藏精气的脏相区别，与脏是"藏精气而不泻"，腑是"传化物而不藏"之意相同。

五腑分别称为五色肠，是根据相合之脏所主之色来命名的，无非是以此来说明脏腑相合。关于"肠"字，《释名》解释为"畅也"，腑既是泻而不藏，故宜通畅。这里把胃、胆、膀胱都称之为肠，其意可能在此。

第三十五难

第三十六难

【提要】

本难论述肾与命门的关系和命门的功能。并提出了左为肾，右为命门的论点。

【原文】

三十六难曰：脏各有一耳，肾独有两者，何也？

然：肾两者，非皆肾也。其左者为肾，右者为命门。命门者，诸神精之所舍①，原气②之所系也；男子以藏精，女子以系胞③。故知肾有一也。

【语译】

三十六问：五脏各只有一个，惟独肾脏是两枚，这是什么道理呢？

答：肾脏有两枚，并不是都称为肾，它在左边的称为肾，在右边的称为命门。命门，是全身精气和神气藏舍的地方，也是原气维系的地方，男子用以蓄藏精气，女子用以维系胎胞，所以知道肾脏仍只有一个。

---

① 诸神精之所舍：《集解》：神精"应据三十九难改作精神"。《五行大义》卷三引《八十一问》"舍"作"会"。

② 原气：维持人体生命活动的根本。包括原阳、原阴，统称为原气。张景岳说："命门为原气之根，为水火之宅。五脏之阴气，非此不能滋，五脏之阳气，非此不能发。"

③ 胞：指女子胞，即子宫。

【按语】

命门学说首创于难经。在此之前，《内经》中虽已提出"命门"一词，但概念则完全不同。如《灵枢·根结》篇："太阳根于至阴，结于命门。命门者目也。"《灵枢·卫气》篇："足太阳之本，在跟以上五寸中，标在两络命门，命门者目也。"都是指目而言之。

本难提出左为肾，右为命门，以说明肾有两枚。这里所说的左右，并不是指人体的具体部位，中医脏象学说的五脏及其功能，都不能作为西医解剖部位的五脏去理解。"命门者，诸神精之所舍，原气之所系也，男子以藏精，女子以系胞。"故肾与命门，应该从肾脏包括肾阴与肾阳两方面的功能去认识。肾阴和肾阳关系到人的生长、发育、生殖和维持全身各个脏腑的生理活动，换句话说，全身各脏腑和器官都需要肾阴的滋养和肾阳的温煦，所以又叫"元阴"、"元阳"、"先天之本"。后世医家，尤其明代以后，对肾与命门从理论上作了很多阐发，命门理论至今对临床实践都有着重要的指导意义。

第三十六难

第三十七难

【提要】

本难论述了两个问题。一是说明五脏与七窍的密切联系，从七窍的功能正常与否，可以直接反映出与之相通的脏气和还是不和；二是论述经脉的气血运行，根源于脏腑，指出病邪侵犯脏腑的基本病理变化是阴阳失调，气血留滞，最后发展成为阴阳隔阻、气血不行的"关格"证。

【原文】

三十七难曰：五脏之气，于何发起，通于何许，可晓以不？

然：五脏者，当上关于七窍也。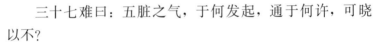① 故肺气通于鼻，鼻和则知香臭矣；肝气通于目，目和则知黑白②③矣；脾气通于口，口和则知谷味④矣；心气通于舌，舌和则知五味矣；肾气通于耳，耳和则知五音⑤矣。五脏不和，则七窍不通；六腑不和，则留结为痈⑥。

邪在六腑，则阳脉不和；阳脉不和，则气留之；气留之，

---

① 当上关于七窍也："七"原作"九"，《灵枢·脉度》篇作："常内阅于上七窍也。"《集注》杨注："七窍者，五脏之门户。"说明杨所据本亦为七窍，据改。

② 知黑白："知"字蒙上说。《灵枢·脉度》篇"知"字作"能辨"。《甲乙》卷一"知黑白"作"视五色"。

③ 黑白：在这里指五色。

④ 知谷味：《甲乙》"知"作"别"。

⑤ 知五音：《灵枢》、《甲乙》"知"并作"闻"。

⑥ 痈：《难经悬解》作"聚"。通"壅"。

则阳脉盛①矣。邪在五脏，则阴脉不和；阴脉不和，则血留之；血留之，则阴脉盛②矣。阴气太盛，则阳气不得相营③也，故曰关④。阳气太盛，则阴气不得相⑤营也，故曰格⑥。阴阳俱盛，不得相营也，故曰关格。关格者，不得尽其命而死矣⑦。

经言气独行于五脏，不营于六腑者，何也？

然：夫气之所行也，⑧ 如水之流，不得息也。故阴脉营于五脏，阳脉营于六腑⑨，如环无端，莫知其纪，⑩ 终而复始，其不覆溢，人⑪气内温⑫于脏腑，外濡于腠理⑬。

【语译】

三十七问：五脏的精气，从什么地方出发，达到什么地方，是否可以说明白？

答：五脏的机能活动，经常通达到头面的七窍。所以肺的

①② 阳脉盛/阴脉盛：《灵枢·脉度》、《甲乙》卷一"阳脉"并作"阳气"；"阴脉"并作"阴气"。

③ 不得相营：营，营运。不得相营指阴阳之气不能正常地运行。

④⑥ 关/格：原"关、格"二字误倒。今据《灵枢·脉度》乙正。《内经》均以阳盛极为格，阴盛极为关。徐大椿亦曰："此篇自首至此，皆《灵枢·脉度》篇文，而止易数字，既无发明，又将关格二字阴阳倒置，开千古之疑案，不知传写之误，抑真越人之擅易经文也。"

⑤ 相：《句解》无此字。

⑦ 关格者，不得尽其命而死矣：《句解》无。

⑧ 夫气之所行也：《难经集注》无"夫"字。明本《难经》"气之所行也"作"气之行"。

⑨ 营于六腑：《集览》本此下有"阴阳相贯"四字。

⑩ 莫知其纪：纪，指经气在体内循环的次数。因为它是周而复始，循环往复，故无法知道其运行了多少次，所以说莫知其纪。

⑪ 其不覆溢，人：《古本难经阐注》"其"作"而"。《难经悬解》"不复溢，'人'作'流溢之'"。

⑫ 温：《灵枢·脉度》篇作"溉"。

⑬ 腠理：指人体肌肤之间津液及气血流通灌注的地方。

精气上通于鼻，鼻的功能正常，就能辨别气味的香臭；肝的精气上通于眼，眼的功能正常，就能察看颜色的黑白；脾的精气上通于口，口的功能正常，就能尝辨五谷的滋味；心的精气上通于舌，舌的功能正常，就能辨别酸、苦、甘、辛、咸等五味；肾的精气上通于耳，耳的功能正常，就能听清分辨角、徵、宫、商、羽等五音。五脏的功能失常，就会使七窍不通；六腑的功能失常，就会使气血留滞郁结而发为痈疡。

病邪侵袭到六腑，就会使阳脉失调；阳脉失调，就会使气行留滞；气行留滞，就会使阳脉偏盛。病邪侵袭到五脏，就会导致阴脉失调；阴脉失调，就会使血行留滞；血行留滞，就会使阴脉偏盛。阴脉之气过盛，使阳脉之气不得相互营运，就叫做关；阳脉之气过盛，使阴脉之气不得相互营运，就叫做格。如果阴阳二气都偏盛了，使阴阳之间不能相互营运，就叫做关格。发生关格现象，就不能活到应活的寿命而早亡。

古代经典医著上说：精气只能流行于五脏，而不能营运到六腑，这是什么道理呢？

答：精气的运行，好像水的流动一样，没有一刻停息，所以阴脉的精气营运于五脏，阳脉的精气营运于六腑，像圆环一样没有起止点，也无法计算它流转的次数，终了而又复始地循环着，它不会像水倾倒或外溢，人体充盈的精气，在内是温养脏腑，在外是濡润腠理。

【按语】

七窍与五脏的对应关系，亦为脏象学说的内容之一，本难与《灵枢·脉度》篇的有关内容是一致的，反映了中医学的整体观念。

后节阐述精气营运的部位，不但根据阴阳脏腑的相互关系，明确地指出精气是如环无端地周转着，阴经的精气营运于五脏，阳经的精气则营运于六腑，而且指出其作用在内可温养脏腑，在外可濡润肌表皮肤。

　　本难的"关格"概念，与三难之"关格"的区别在于三难从脉象上来区别，本难从病机上来区别。

第三十八难

【提要】

本难从解释六腑的来由中，说明三焦在生理功能上具有原气之别和主持诸气的功能。

【原文】

三十八难曰：脏惟有五，腑独有六者，何也？

然：所以腑有六者，谓三焦也。有原气之别使①②焉，主持诸气，有名而无形，其经属手少阳。此外腑③也。故言腑有六焉。

【语译】

三十八问：属脏的器官只有五个，属腑的器官却有六个，这是什么道理呢？

答：所以属腑的器官有六个，是说其中有三焦在内。三焦具有引导原气达到全身各部的作用，主持周身脏腑经络等所有的气化活动，只有名称而没有具体形态，它的经脉属于手少阳经，这是五脏之外的一个腑，所以说腑有六个。

---

① 别使：原无"使"字，疑脱。六十六难为："三焦者，原气之别使焉。"据改。

② 别使：使者的意思，在这里指三焦有引导原气达到全身各部的作用。

③ 外腑：《难经》认为三焦有名而无形，与其他腑不同，故称之为"外腑"。

【按语】

　　关于三焦有名而无形、有原气之别使的作用，均在六十六难中论述。此处从略。

第三十八难

第三十九难

【提要】

本难承上文"脏惟有五，腑独有六"之说，又提出腑有五，脏有六的观点。因肾有肾和命门两脏，故五脏即六脏，三焦不与五脏相合，不同于其他五腑，故六腑实为五腑。

【原文】

三十九难曰：经言腑有五，脏有六者，何也？

然：六腑者，正①有五腑也。五脏亦有六脏②者，谓肾有两脏也。其左为肾，右为命门。命门者，精神③之所舍也；男子以藏精，女子以系胞。其气与肾通。故言脏有六也。

腑有五者，何也？

然：五脏各一腑，三焦亦是一腑，然不属于五脏，故言腑有五焉。

【语译】

三十九问：古代经典医著上说：属腑的器官只有五个，属脏的器官却有六个，是什么道理呢？

答：所谓的六腑，其实只有五腑。五脏也有称它为六脏的，就是说的肾有两脏，它在左边的称为肾，它在右边的称为命门。命门，是全身精气和神气所藏舍的地方，男子用来蓄藏精气，

---

① 正：犹"止"。在此处为仅、只的意思。

② 六脏：《太素》卷十一本输杨注引无"脏"字。应据改。

③ 精神：《难经集注》、《难经经释》本"精神"上并有"谓"字。

女子用来维系胞胎，它的气与肾相通，因此说脏有六个。

说腑只有五个，应该怎样理解呢?

答：五脏各有与它相配合的一腑，三焦虽然也称为一腑，但并不和五脏相配属，所以说腑只有五个。

【按语】

本难以五脏中肾分为左肾、右命门两脏，将五脏变成六脏，其内容与三十六难相同；六腑中除去不与五脏相合的三焦，将六腑变成五腑，其精神与三十八难基本一致。可参阅。

这种对脏腑数字的不同论点，原无深义，实际上借此进一步突出命门在人体中的重要地位。

第三十九难

第四十难

【提要】

本难用五行学说来解释鼻知香臭和耳能闻声与内脏的关系。

【原文】

四十难曰：经言肝主色①，心主臭，② 脾主味，③ 肺主声，④ 肾主液。⑤ 鼻者，肺之候⑥，而反知香臭；耳者，肾之候，而反闻声，其意何也？

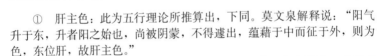

① 肝主色：此为五行理论所推算出，下同。莫文泉解释说："阳气升于东，升者阳之始也，尚被阴蒙，不得遽出，蕴藉于中而征于外，则为色，东位肝，故肝主色。"

② 心主臭：莫文泉曰："阳气者极于南，极者，阳之泄也。盛阳充满，发越于上而为臭，南位心，故心主臭。"

③ 脾主味：莫文泉曰："阳气者，利于中央，利者，阴阳平。阳主气，阴主质，气与质合而味生焉，中央位脾，故脾主味。"

④ 肺主声：莫文泉曰："阳气者衰于西，阳消则阴长，阳不胜阴，反受其烁，则震荡而不靖，于是乎有声，西位肺，故肺主声。"

⑤ 肾主液：莫文泉曰："阳气者伏于北，伏者团聚而不散，则酿之蒸之而液生焉，北位肾，故肾主液。"

⑥ 候：变化的情况。五脏在内，其生理、病理情况可以通过其他器官反映出来，称之为候或外候。

然：肺者，西方金也，金生于巳^①，巳者南方火，火者心，心主臭，故令鼻知香臭；肾者，北方水也，水生于申^②，申者西方金，金者肺，肺主声，故令耳闻声。

【语译】

四十问：古代经典医著上说：肝主色，心主气，脾主味，肺主声，肾主液。那么鼻为肺之窍，是肺的外候，肺主声，但它反能辨别香臭；耳为肾之窍，是肾的外候，肾主液，但它反能听察声音，它的意义究竟是什么呢？

答：肺属西方的金，按照五行消长的规律，金是生于巳的，巳属于南方火，火比类于心，因为心主气，所以使肺窍的鼻，能够辨别香臭；肾属于北方的水，按照五行消长的规律，水是生于申的，申属西方金，金比类于肺，因为肺主声，所以使肾窍的耳，能够听察声音。

【按语】

五脏和声、色、臭、味、液的关系，已于三十四难有了具体论述。本难又提出五脏对以上五者各有专主，与三十四难似有矛盾。如五脏配五色，应是肝主青色，脾主黄色，心主赤色，肺主白色，肾主黑色。本难却说肝主色。我们的理解，肝主色是说肝开窍于目，目能分辨五色，故云肝主色。其他心主臭、脾主味、肺主声、肾主液，其意也与"肝主色"类似。然而，

127

① ② 金生于巳/水生于申：《难经经释》徐大椿注曰："此以五行长生之法推之也。木长生于亥，火长生于寅，金长生于巳，水长生于申。以其相生，故互相为用也。"这是五行相生理论中金生水、水生木、木生火、火生土、土生金之外的又一种相生规律，所以又叫五行长生。五行学说将十二地支的子、丑、寅、卯、辰、巳、午、未、申、酉、戌、亥分属五行，配列方位。《淮南子·天文训》云："金生于巳，壮于酉、死于丑。"即每隔四支属五行中同一行，巳酉丑属金，申子辰属水，辛卯未属木，寅午戌属火，按生一、壮五、终九的规律排列。

第四十难

七窍的功能和五脏所主，实际上并不完全如肝主色、开窍于目、目能察五色这样一致。所以又提出"鼻者，肺之候，而反知香臭；耳者，肾之候，而反闻其声"的疑问。本难用五行长生的理论来解释，说明鼻知臭、耳闻声的道理。所谓"金生于巳，水生于申"是说，鼻虽然是肺之窍，但肺气的生理功能的动力来源于心巳，心主臭，故鼻主臭；耳虽为肾窍，但肾水的生理功能的动力来源于肺申，肺主声，故而耳主闻声。

第四十一难

【提要】

本难用五行学说和取类比象方法论述肝有两叶的原因。

【原文】

四十一难曰：肝独有两叶，以①何应也？

然：肝者，东方木也。木者，春也。万物始生，其尚幼小，②意无所亲，③去太阴④尚近，离太阳⑤不远，犹有两心，⑥故有两叶，亦应木叶也。

【语译】

四十一问：惟独肝脏生有两叶，这是和什么事物相应的呢？

答：肝脏属于东方木，木属于春，这时万物开始萌芽生长，它还是幼小的，好像没有与某方特别接近。此时的气候离冬季尚近，离夏季不远，介于冬夏之间，好像有两心一样。所以肝有两叶，是和草木幼苗分裂为两叶的现象相应的。

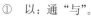

① 以：通"与"。

② 其尚幼小：徐大椿解注曰："言物皆生于春，其体皆幼。肝应乎其时，得万物初生之本，非谓春时肝始生也。"

③ 意无所亲：亲，亲近。意无所亲，是指不和任何一方特别亲近。

④ 太阴：在此指冬季的冬令。

⑤ 太阳：在此指夏季的夏令。

⑥ 犹有两心：指春季气候温和，既有冬季的寒意，又渐见夏季的炎热。未离乎阴，复见于阳，介于阴阳寒热之间，所以说好像有"两心"，与上文"意无所亲"的意思相应。丁德用曰："犹有两心者，为离太阳，恋太阴，有此离恋，故言两心也。"

【按语】

本难把肝脏与东方春、木以及春季万物始生的现象联系起来，以取类比象的方法说明肝有两叶，如同草木在初春萌芽时，先分裂出两片叶子。

对于太阴、太阳的解释，古今意见不同，主要有：①指冬季、夏季。②指六月、十二月。③指手太阴经，手太阳经。④指脾与膀胱。⑤指肾与心。⑥指脾与肾。从本难文中分析，太阴、太阳当指冬、夏季节。《难经本义》滑寿注曰："隆冬为阴之极，首夏为阳之盛，谓之太阴、太阳，无不可也。"

第四十二难

【提要】

本难详细地论述了五脏六腑,以口、舌、咽喉、肛门等器官的长度、大小、重量、容量、内容物等形态,并指出魂、神、魄、意、志分藏于五脏,其与五脏的密切关系。

【原文】

四十二难曰:人肠胃长短,受水谷多少,各几何?

然:胃大^①一尺五寸,径^②五寸,长二尺六寸,横屈^③受水谷三斗五升,其中常^④留谷二斗,水一斗五升。小肠大二寸半,径八分分之少半^⑤,长三丈^⑥二尺,受谷二斗四升,水六升三合合之大半^⑦。回肠^⑧大四寸,径一寸半,^⑨ 长二丈一

---

① 大:指周长。

② 径:指直径。

③ 横屈:《史记·仓公传》正义引八十一难作"横尺"。以同身寸之法量,胃在膈下,其横处受盛部位正合尺许。故应据改。

④ 常:《千金》卷十六作"当"。

⑤⑦ 少半/大半:三分之一为少半,三分之二为大半。

⑥ 三丈:《千金》卷十四第一、《甲乙》作"二丈"。

⑧ 回肠:指大肠。与现代医学所称的回肠(小肠下段)有别。

⑨ 径一寸半:《甲乙》卷二第七作"径一寸寸之少半"。《千金》卷十八第一林校引《明堂》、《外台》,并作"一寸之少半"。按直径与周长的比例计算,应为一寸寸之少半,应据改。

尺①，受谷一斗，水七升半。广肠②大八寸，径二寸半③，长二尺八寸，受谷九升三合八分合之一。

故肠胃凡长五丈八尺四寸④，合受水谷八斗七升六合八分合之一⑤。此肠胃长短，受水谷之数也。

【语译】

四十二问：人体肠胃的长短，受纳水谷的多少，各有什么定数吗？

答：胃的周围为一尺五寸，直径为五寸，长为二尺六寸。横屈腹中可受纳水谷三斗五升，其中经常贮留着食物二斗，水液一斗五升。小肠的周围为二寸半，直径为八分又一分的少半，长三丈二尺。可受纳谷物二斗四升，水液六升三合又一合的大半。回肠的周围为四寸，直径一寸半，长二丈一尺。可受纳谷物一斗，水液七升半。广肠的周围为八寸，直径二寸又一寸的大半，长二尺八寸。可受纳谷物的糟粕九升三合又一合的八分之一。

所以肠胃肠的长度总共长五丈八尺四寸，合计可受纳水谷八斗七升六合又一合的八分之一，这就是肠胃的长短和所受纳水谷的总数。

132

---

① 一尺：《史记·包公传》正义引作"二尺"。

② 广肠：指大肠末段和肛门。包括现代医学所称的乙状结肠和直肠。

③ 二寸半：《甲乙》卷二第七作"二寸寸之大半"，应据补。

④ 五丈八尺四寸：《甲乙》作"六丈四寸四分"。《集注》杨曰："据甲乙经言肠胃凡长六丈四寸四分，所以与此不同者，甲乙经从口至直肠而数之，故长。此经从胃主肠而数之，故短。"

⑤ 八斗七升六合八分合之一：《甲乙》卷二第七、《灵枢·平人绝谷》并作"九斗二升一合合之大半"。合计胃肠所受水谷，应为九斗二升一合合之大半，故应据改。

【原文】

　　肝重四斤①四两，左三叶，右四叶，凡七叶，主藏魂。心重十二两，中有七孔三毛②，盛精汁三合，主藏神。脾重二斤三两，扁广三寸，长五寸，有散膏③半斤，主裹血④，温五脏，主藏意⑤。肺重三斤三两，六叶两耳，⑥凡八叶，主藏魄。肾有两枚，重一斤一两⑦，主藏志。⑧

　　胆在肝之短叶间⑨，重三两三铢⑩，盛精汁三合。胃重二斤二两⑪，纡曲屈伸⑫长二尺六寸，大一尺五寸，径五寸，盛谷二斗，水一斗五升。小肠重二斤十四两，长三丈二尺，广二寸半，径八分分之少半，左回叠积⑬十六曲，盛谷二斗四升，水六升三合合之大半。大肠重二斤⑭十二两，长二丈一

----

　　①　四斤：原作"二斤"，《千金》、《难经集注》并作"四斤"，今据改。

　　②　七孔三毛：《难经汇注笺正》引《列子》："心之七孔，本是古人习惯之常语"，"三毛……不知其何所指矣。"

　　③　散膏：《难经汇注笺正》认为是胰腺组织，又说指脾脏附近的一种组织。

　　④　裹血：指脾统血的功能。

　　⑤　意：《千金》卷十五脾脏脉论作"营"。《史记·仓公传》正义引作"荣"。

　　⑥　六叶两耳：叶和耳在这里都是形象的形容词，垂下为叶，旁出为耳。耳在此当指两侧支气管。

　　⑦　一两：《集览》本作"二两"。

　　⑧　主藏志：《千金》卷十九肾脏脉论"志"作"精"。按：肾藏精，精舍志，应据改。

　　⑨　间：《素问·痿论》王冰注引"间"字下有"下"字。

　　⑩　铢：我国古代计量重量的重量单位。二十四铢为一两。《论文·金部》："铢，权系黍之重也。"段玉裁注："二十四铢为一两。"

　　⑪　二两：《句解》、《评林》本作"一两"。《集览》本、《史记·仓公传》正义引、《俗解》、《图注》、《千金》卷十六第一并作"十四两"。

　　⑫　纡曲屈伸：纡，曲屈。这里指把胃的弯曲处伸直以测量其长度。

　　⑬　左回叠积：《史记·扁鹊仓公列传》正义引作"回积"。

　　⑭　二斤：《史记》正义引作"三斤"。

尺，广四寸，径一寸①，当齐右回②十六曲，盛谷一斗，水七升半。膀胱重九两二铢，纵广九寸，盛溺③九升九合。

口广二寸半，唇至齿长九分，齿以后至会厌，深三寸半，大容五合。舌重十两，长七寸，广二寸半。咽门重十二两④，广二寸半，至胃长一尺六寸。喉咙重十二两，广二寸，长一尺二寸，九节。肛门重十二两，大八寸，径二寸大半，长二尺八寸，受谷九升三合⑤八分合之一。

【语译】

肝的重量四斤四两，左面有三叶，右面有四叶，共为七叶，在精神意志方面的功能是主藏魂。心的重量十二两，其中有七孔三毛，盛纳营血三合，在精神意识活动方面的功能是主藏神。脾的重量二斤三两，扁阔三寸，长五寸，附有散膏半斤，主包裹血液，温养五脏，在精神意识活动方面的功能是主藏意。肺的重量三斤三两，有六叶两耳，共为八叶，在精神意识活动方面的功能是藏魄。肾有两枚，重量一斤一两，在精神意识活动方面的功能是藏志。

胆在肝的短叶之间，重三两三铢，盛纳胆汁三合。胃的重量二斤二两，纡曲屈伸的长度是二尺六寸，周围为一尺五寸，直径五寸，受纳食物二斗，水液一斗五升。小肠的重量二斤十四两，长三丈二尺，阔二寸半，直径八分又一分的三分之一，向左旋转重叠有十六个弯曲，盛纳食物二斗四升，水液六升三合又一合的大半。大肠的重量二斤十二两，长二丈一尺，阔四

---

① 径一寸：《千金》林校引难经作"一寸寸之少半"，以直径对周长比例，应据改。
② 右回：《集览》本"回"字下有"叠积"二字，疑脱，应据改。
③ 溺：音义同"尿"。
④ 十二两：《史记》正义引"十二"作"十"字。
⑤ 九升三合：《难经集注》"三"作"二"。

寸，直径一寸，在脐下向右旋转有十六个弯曲，盛纳食物一斗，水液七升半。膀胱的重量九两二铢，纵阔九寸，盛纳小便九升九合。

口阔二寸半，从口唇到齿的长度是九分，牙齿向后到会厌，深度是三寸半，大小有五合的容量。舌的重量十两，长七寸，阔二寸半。咽门的重量十两，阔二寸半，从它到胃的长度是一尺六寸。喉咙的重量十二两，阔二寸，长一尺二寸，共计有九节。肛门的重量十二两，周围为八寸，直径二寸又一寸的大半，长二尺八寸，受纳食物的滓渣九升三合又一合的八分之一。

【按语】

本难是一篇古代中医解剖学的重要文献资料，尤其是关于五脏的解剖资料，《内经》中未见有记载，是解剖学发展史上的一项重要成就。由于古今度量衡标准不同，文中所用的尺、寸、斤、两，不能直接按今制数值来计算，但如折合对照，或用咽门至胃的食道长度，与小肠、回肠、广肠的总长度的比例来比较，则与现代解剖学所记载的很接近，可见当时解剖学已有一定成就。但其中对某些脏器形态的描述，如肝有七叶、心有七孔三毛、肺有六叶等和实际不相符合，且人体有大小不等，内脏的大小、尺寸、重量也必然有区别，不能教条地定量。

本难在叙述脾脏功能中提出"主裹血"之说，这为后世提出的脾不统血的病证奠定了理论依据。

第四十二难

第四十三难

【提要】

本难论述了人不进饮食七日而死的原由和道理，即由于胃中所留水谷及人体津液消耗竭尽而致。

【原文】

四十三难曰：人不食饮，七日而死者，何也？

然：人胃中常有留谷二斗，① 水一斗五升。故平人日再至圊②③，一行④二升半，一日中五升，⑤ 七日五七三斗五升，而水谷⑥尽矣。故平人不食饮七日而死者，水谷⑦津液俱尽，即死矣。⑧

【语译】

四十三问：人不进饮食，到了七天就会死去，是什么道

① 人胃中常有留谷二斗：《句解》无"人"字，《本义》"常"作"当"，《句解》、《集览》本"有"字并作"存"。

② 至圊：《太素·肠度》作"后"。《甲乙》、《千金》并作"至后"。按：后为排便之意。

③ 再至圊：圊，厕所。指两次到厕所大便。

④ 一行：行，次，量词。排便一次为一行。

⑤ 一日中五升："一"字原缺，日中五升费解。据《灵枢·平人绝谷》篇、《甲乙》卷二第七等补。

⑥ 而水谷：《甲乙》、《千金》卷十六"而"字后并有"留"字。"谷"字下后有"精气"二字。

⑦ 水谷：《甲乙》、《千金》"水谷"后并有"精气"二字。

⑧ 即死矣：《太平御览》此三字作"故也"，连上读。《集览》本"即"作"则"。

理呢？

答：人的胃中常有留存的食物二斗，水液一斗五升。因此健康人一般每日大便两次，每次排便量是二升半，一天中排便五升，七天是五七三斗五升，就使所存的水谷糟粕排泄净了。所以健康人一般七天不进饮食就会死亡，水谷所化生的精气和津液都已竭尽了，人就死了。

【按语】

本难所提到的肠胃受纳水谷的量和大小便排出的量，都是以古代度量衡为依据，与今天不同，故不能仅在数字上着眼，应从"水谷津液俱尽"的关键上去认识、理解。本难要强调的是人体要经常保持水谷津液等营养身体，以充实胃气的重要意义。

第四十三难

第四十四难

【提要】

本难叙述人体消化系统的七个门户要道——七冲门的名称和部位。

【原文】

四十四难曰：七冲门①何在？

然：唇为飞门②，齿为户门③，会厌为吸门④，胃为贲门⑤，太仓⑥下口为幽门，⑦ 大肠小肠会为阑门⑧，下极为魄

---

① 七冲门：冲，通道的门户。门，出入口。七冲门这里指消化系统的七个重要的出入口。

② 飞门：即嘴唇。飞与扉同声通假。扉，门扇。口唇张合，如同大门的开启和关闭，故所以称嘴唇为飞门。

③ 户门：饮食入口，最先通过牙齿，所以称牙齿为户门。又说，孙鼎宜曰："户读田'哺'，声误。《说文》：'哺，哺咀也。齿以啮物，故曰哺门。'"

④ 吸门：指会厌。在喉的上方，有掩盖喉口，防止食物误入气管的作用。因它是呼吸的门户，所以称为吸门。

⑤ 贲门：胃的上口，与食道相连处。贲，有两种解释和读音。一说贲与"奔"通，读 bēn 音，沸起或奔动的意思。《集注》杨注曰："贲者，膈也，胃之之所出也。"另一说贲读如焚。如张寿颐认为："贲有大义。《书·盘庚》：'用宏兹贲。'传：'宏、贲皆大也。'盖此是胃之上口，食物可以直入，比之幽门、阑门之渐渐输化者不同，则其门较大，故谓之贲。近人皆读贲为奔，义不可知。"后世医家多倾向于前种解释。

⑥ 太仓：孙鼎宜曰："'太仓'二字疑衍。"

⑦ 太仓下口为幽门：太仓，胃也。《灵枢胀论》："胃者，太仓也。"幽门，为胃之下口，与十二指肠相接处。幽含有深远之义，幽门在胃的幽深之处，所以称为幽门。

⑧ 阑门：小肠与大肠相接之处。阑，通栏，门遮、门栏的意思。阑门正处大小肠相接处，好似门栏，所以称为阑门。

门[1]，故曰七冲门也。

【语译】

四十四问：人体的七冲门，在什么地方呢？

答：口唇称做飞门，牙齿称做户门，会厌称做吸门，胃称做贲门，胃的下口称做幽门，大肠小肠的交会处称做阑门，消化道最下端排出糟粕之处，称做魄门。所以这七个重要部位称做七冲门。

【按语】

七冲门是古代的解剖部位名称，它们是人体整个消化系统的重要部位和门户，在解剖学上、生理上和病理上都有特殊意义。有些名称如贲门、幽门、阑门等直到今天仍为现代解剖学所沿用。

139

第四十四难

---

① 魄门：指肛门。魄，与粕通，因糟粕由此而出，所以称为魄门。

第四十五难

【提要】

本难明确指出人体脏、腑、筋、髓、血、骨、脉、气八个方面的精气会聚之处，称之为八会穴，并提出八会穴能主治热邪在内的疾病。

【原文】

四十五难曰：经言八会者，何也？

然：腑会大仓①②，脏会季胁③，筋会阳陵泉④，髓会绝骨⑤，血会鬲俞⑥，骨会大杼⑦，脉会太渊⑧，气会三焦⑨外

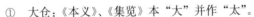

① 大仓：《本义》、《集览》本"大"并作"太"。

② 大仓：即太仓，为胃之别名，在这里指中脘穴，在脐上四寸，属任脉。《甲乙》卷二第十九："中脘，一名太仓。"

③ 季胁：章门穴别名。《针灸捷法大全》卷六："章门……一名季胁。"在第十一肋游离端稍下方处，属足厥阴肝经。

④ 阳陵泉：穴位名。在腓骨小头前下方的凹陷处，属足少阳胆经。

⑤ 绝骨：穴位名。又叫悬钟穴。在外踝上三寸，属足少阳胆经。

⑥ 鬲俞：穴位名。在第七胸椎棘突下，旁开 1.5 寸处，属足太阳膀胱经。

⑦ 大杼：穴位名。在第一胸椎棘突下，旁开 1.5 寸处，属足太阳膀胱经。又说，指大椎穴。《古本难经阐注》为"太椎"穴，竹之内诊传夫曰："骨会大杼，是大椎穴别名的大杼。"可参考。

⑧ 太渊：穴位名。在腕横纹上，拇指展肌腱和桡侧腕屈肌腱连线中点处，属手太阴肺经。

⑨ 三焦：此处指膻中穴。在两乳中间的胸骨中线上，属任脉。《灵枢·海论》："膻中者为气之海，故气之会穴膻中。"

一筋直两乳内也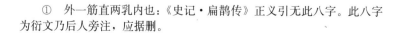。热病在内者，取其会之气穴也。

【语译】

四十五问：古代经典医著上所说的人体八会，是指什么呢？

答：六腑之气会聚在中脘穴，五脏之气会聚在章门穴，筋之精气会聚在阳陵泉穴，髓之精气会聚在绝骨穴，血之精气会聚在膈俞穴，骨之精气会聚在大杼穴，脉之精气会聚在太渊穴，气之精气会聚在上焦两乳中间的膻中穴。凡热邪引起的内部病变，都可以取其会聚精气的穴位进行治疗。

【按语】

八会穴的提法，首见于本经。这八个穴位是全身气、血、脏腑、筋、脉、骨、髓的精气聚会之处，也是针灸疗法中的重要穴位。其八会治"热病在内"的提法，对后世医家启发很大，如宋代侯自然的《难经注疏》根据本难理论，提出腑病治中脘，脏病治章门，筋病治阳陵泉，髓病治绝骨，血病治膈俞，骨病治大杼，脉病治太渊，气病治膻中等。

"脉会太渊"之"脉"，指全身的经脉。太渊位于寸口部位，这也是切脉独取寸口的原因。

---

① 外一筋直两乳内也：《史记·扁鹊传》正义引无此八字。此八字为衍文乃后人旁注，应据删。

第四十六难

【提要】

　　本难对老年人失眠和青壮年熟睡的原因进行了对比分析，指出与气血营卫的盛衰及运行通利与否关系密切。

【原文】

　　四十六难曰：老人卧而不寐，少壮寐而不寤者，① 何也？

　　然：经言少壮者，血气盛，肌肉滑，气道通，② 荣卫之行不失于③常，故昼日精④，夜不寤也。老人血气衰，肌⑤肉不滑，荣卫之道涩，⑥ 故昼日不能精，夜不得寐也。故知老人不得寐也。

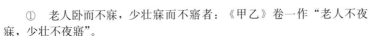

　　① 老人卧而不寐，少壮寐而不寤者：《甲乙》卷一作"老人不夜寐，少壮不夜寤"。

　　② 气道通：《甲乙》"通"作"利"。

　　③ 于：《灵枢·营卫生气》、《甲乙》并作"其"。

　　④ 精：通"清"。神志清晰；清察明审。此指精神旺盛。《韩非子·难三》："知下明则见精沐，见精沐则诛赏明，诛赏明则国不贫。"陈奇猷集释："《说文》：'沐，濯发也。'引申之则为洁、为明。精与清古通……'知下明则见清沐'者，犹言知下明则见清明也。"《礼记·玉藻》："色容厉肃，视容清明。"郑玄注："察于事也。"

　　⑤ 肌：原作"气"。据《句解》、《本义》、《集览》本改。与上文"肌肉滑"相应。

　　⑥ 荣卫之道涩：《灵枢》、《甲乙》并作"气道涩"，下还有"五脏之气相搏，其营气衰少，而卫气内伐"十六字。徐大椿注曰："营气衰少，则血不充而神不能藏，卫气内伐，则气不盛而力易倦，故昼不精，夜不寐。"

【语译】

四十六问：老年人卧床而不易睡着，少年青年入睡着而不易醒，是什么道理呢？

答：古代经典经著上说：少年和壮年的人，气血充盛，肌肉滑润，气道通畅，营气卫气的运行不违背常度，所以白天精神饱满，夜间睡着就不易醒。老年人的气血已衰，肌肉不滑润，营卫之气运行的气道不通畅，所以在白天的精神不够饱满，夜间也就不能睡着。因此而知道老年人在夜间不易入睡。

【按语】

本难解释老人不寐和少壮不寤的关键在于荣卫气血的充盛和涩滞与否，故指出老年人不寐是在衰老阶段的普遍现象和生理上的自然趋势。如尚未衰老而有不寐现象，就属于病理现象而需要治疗。

关于营卫失调而失眠，《内经》中有论述，如《灵枢·大惑论》："卫气不得入于阴，常留于阳。留于阳则阳气满，阳气满则阳跷盛，不得入于阴则阴气盛，故目不瞑矣"，"卫气留于阴，不得行于阳，留于阴则阴气盛，阴气盛则阴跷满；不得入于阳则阳气虚，故目闭也"，"夫卫气者，昼日行于阳，夜行于阴，故阳气尽则卧，阴气尽则寤。"可与本难参考研究。

第四十六难

第四十七难

【提要】

本难讨论人面部独能耐受风寒的缘由。指出主要是由于面为诸阳脉之会。

【原文】

四十七难曰：人面独能耐寒者①，何也？

然：人②头者，诸阳③之会也。④ 诸阴脉⑤皆至颈⑥、胸中而还⑦，独诸阳脉皆上至头耳，故令面耐寒也⑧。

【语译】

四十七问：人的面部独能耐受寒冷的刺激，是什么原因呢？

答：人的头部，是手足三阳经脉聚会的地方。手足三阴经脉却循行到颈部或胸中就往回返了，只有手足三阳经脉都要上行到头面部，所以使面部能够耐受寒冷的刺激。

---

① 能耐寒者：《太平御览》卷三百六十五引八十一问"能"下无"耐"字。

② 人：《太平御览》引无此字。

③ 诸阳：指手足三阳经脉。

④ 诸阳之会也：《太平御览》引"之"下有"脉"字。

⑤ 诸阴脉：指手足三阴经脉。

⑥ 颈：《太平御览》引"颈"字下有"项"字。

⑦ 胸中而还：《太平御览》引作"不还上"。

⑧ 耐寒也：《太平御览》引作"能寒耳"。

【按语】

本难讨论人面部耐寒的原因，提出"诸阴脉皆至颈、胸中而还，独诸阳脉皆上至头耳"，以此解释人面独能耐寒。但根据十二经脉的分布情况，手足各阴经并不是和头面部无联系。六阴经通过支脉经别络脉，上行以面者亦很多，或通过与阳经的配偶关系，内外表里相互贯通，遍及全身，无所不到。如《灵枢·经脉》："手少阴之脉……上挟咽，系目系。""肝足厥阴之脉……上入颃颡，连目系，上出额，与督脉会于巅。其支者，从目系，下颊里，环唇内。"《灵枢·经别》："手少阴之正……走喉咙，出于面。"等等。

故《灵枢·邪气脏腑病形》篇在解释面部独能耐寒的原因时，与本难有所区别，其曰："十二经脉，三百六十五络，其血气皆上于面而走空窍……其气之津液皆上熏于面，而皮又厚，其肉坚，故天气甚寒不能胜之也。"由此可见，十二经脉的气血都与头面有密切联系，只不过诸阳经居于主要地位而已。

第四十七难

第四十八难

【提要】

本难从脉象、病证、诊候三个方面论述了如何辨别疾病的虚实概况。

【原文】

四十八难曰：人有三虚三实，何谓也？

然：有脉之虚实，有病之虚实，有诊①之虚实也。脉之虚实者，濡者为虚，紧②牢者为实。病之虚实者，出者为虚，入者为实；③ 言者为虚，不言者为实；④ 缓者为虚，急

① 诊：《说文》："诊，视也。"在这里引申为明辨细察。张寿颐注曰："医家四诊，皆必牢慎明察，固不仅辨脉一事，名之曰诊。此节先以脉言，继以病言，又以诊言，而所谓诊之虚实者，则曰痛、曰痒、曰痛、曰快，两两相形，皆其详审明辨之义，是为诊察之事实，与脉无涉。"在此强调了四诊合参。

② 紧：《脉经》卷一第一无此字。紧即牢，牢即坚，坚即革，隋人避讳，以此数字代，应据删。

③ 出者为虚，入者为实：关于出者、入者，有两种解释。一种认为指疾病发生的由来，《难经本义》滑寿云："出者为虚，是五脏自病，由内而之外，东垣家所谓内伤是也。入者为实，是五邪所伤，由外而之内，东垣家所谓外伤是也。"即内伤为脏腑发病，日久正虚，外表可见面色不华，肢体消瘦，所以说"出者为虚"；外感为六淫外袭，传变至内脏，多见邪气偏盛，所以说"入者为实"。另一种解释指精气外泄和邪气内入。徐大椿曰："出谓精气外耗，如汗吐下之类，凡从内出者皆是，入谓邪气内结，如能食便闭、感受风寒之类，凡从外入者皆是。"二种解释都能自圆其说，可互为补充。

④ 言者为虚，不言者为实：慢性病尚未影响语言者叫言者为虚，急性病邪甚壅闭而不能说话者叫不言者为实。徐大椿注："言，多言也。病气内乏，神气自清，故慢慢能言也。不言，不能言也。邪气外攻，昏乱神志也。"

者为实。① 诊之虚实者，濡者为虚，牢者为实；② 痒者为虚，痛者为实；③ 外痛内快④，为外实内虚，内痛外快，为内实外虚。故曰虚实也。

【语译】

四十八问：人有三虚三实，说的是哪些情况呢？

答：就是有脉象虚实，有病证虚实，有诊候虚实。所谓脉象的虚实，一般是濡软无力的脉属虚，坚牢有力的脉属实；所谓病证的虚实，一般是从内向外传变的病属虚，从外向内传变的病属实。能言语的病属虚，不能言语的病属实；进展徐缓的慢性病属虚，骤然发作的急性病属实。所谓诊候的虚实，一般是濡软无力者属虚，坚牢有力者属实；有痒感觉者属虚，有痛感觉者属实；外表疼痛而体内仍感舒适的属于外实内虚；体内疼痛而外表仍感舒适的属于内实外虚。因此说有三虚三实。

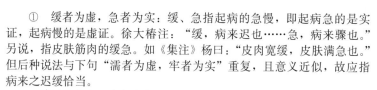

① 缓者为虚，急者为实：缓、急指起病的急慢，即起病急的是实证，起病慢的是虚证。徐大椿注："缓，病来迟也……急，病来骤也。"另说，指皮肤筋肉的缓急。如《集注》杨曰："皮肉宽缓，皮肤满急也。"但后种说法与下句"濡者为虚，牢者为实"重复，且意义近似，故应指病来之迟缓恰当。

② 濡者为虚，牢者为实：《脉经》卷一第十、《千金》卷三十八第八并无此八字。《难经本义》滑寿云："《脉经》无此二句，谢氏以为衍文。"徐大椿曰："疑因上文重出。"按，"濡"为虚软，"牢"为坚实。除寸口切脉之濡牢外，还可以解释为腹部按诊时手下的感觉，如《难经集注》杨注曰："皮肤濡缓也"，"皮肉牢强也。"十六难原文："按之牢若痛。"此外，还可以解作针刺时针下的感觉。如七十九难原文："所谓实之与虚者，牢濡之意也。气来实牢者为得，濡虚者为失。"所以衍文之说可不从。

③ 痒者为虚，痛者为实：《难经经释》说："血气少而肌肉不能充则痒，邪气聚而营卫不得而则痛。"所以前者属虚，后者属实。

④ 快：指轻松舒适的感觉，与疼痛不舒相对应。

【按语】

辨虚实是中医八纲（阴阳、表里、寒热、虚实）辨证中的重要一环，由此确定治疗方法。本难从脉象、病证和诊候三个方面来论述，实际上是要求医者在辨证中要把病人的主诉症状、临床表现与切脉、查体等结合起来，综合分析后做出正确的判断，以决定或攻或补的治疗方针。

虚实证的表现往往是多方面的，病机亦常复杂多变，本难仅是举例而已，如虚中夹实，本虚标实，实中夹虚，由虚转实，由实转虚等，医者在掌握这一辨证方法时，还应参考其他医学经典中的有关内容，如《医学心悟》："一病之虚实，全在有汗与无汗，胸腹胀痛与否，胀之减与不减，痛之拒按与喜按，症之新久，禀之厚薄，脉之虚实以分之。"

黄帝八十一难经

第四十九难

【提要】

本难根据发病原因来讨论"正经自病"和"五邪所伤"这两类疾病的区别，同时举心病为例，说明邪入五脏后，有五色、五臭、五味、五声、五液等方面的变化，强调声、色、臭、味、液的诊断意义，并结合脉象和其他疾候表现，讨论五邪入脏的一般规律。

【原文】

四十九难曰：有正经自病①，有五邪②所伤，何以别之？

然：经言③忧愁思虑则伤心；形寒饮冷则伤肺；恚怒④气逆，上而不下则伤肝；饮食劳倦则伤脾；久坐湿地，强力入水⑤则伤肾。是正经之自病也。

何谓五邪？

---

① 正经自病：正经，即十二经脉，与奇经相对而言。由于十二经脉内属于脏腑，所以这里"正经"指与经脉相连的五脏。自病，指病邪伤及某脏而引起某脏的疾病，并非由他脏传变而来的疾病。

② 五邪：即下文所说的风、寒、暑、湿、饮食劳倦等五种致病因素。

③ 经言：《本义》、《集览》本无。

④ 恚怒：同义复词。恚亦是恨、怒之义。

⑤ 强力入水：滕万卿注："久坐湿地者，是亦似外邪，实非天时之湿。居处失宜，下体不温，加之强力入房，汗出入水等事，以渐发病，亦非一时之水湿也。"

然：有中风①，有伤暑，有饮食劳倦，有伤寒，有中湿。此之谓五邪。

【语译】

四十九问：疾病有属于正经自病的，也有属于五邪所伤的，怎样来区别呢？

答：古代经典医著上说：过度的忧愁思虑会伤害心脏；形体受寒和饮食寒冷会伤害肺脏；恨怒交加气逆上行，气上冲而不下降会伤害肝脏；饮食不节和劳倦过度会伤害脾脏；久坐在潮湿的地方，居处失宜，下体不温，强力入房，汗出入水等会伤害肾脏。这些就是正经自病。

什么叫做五邪呢？

答：感受风邪、伤于暑邪、饮食和劳倦所伤、伤于寒邪、感受湿邪，这些就叫做五邪。

【原文】

假令心病，何以知中风得之？②

然：其色当赤。何以言之？肝主色，自入为青，入心为赤，入脾为黄，入肺为白，入肾为黑。肝为心邪，③故知当赤色。其病身热，胁下满痛，其脉浮大而弦④。

① 中风：中，伤及的意思。袁崇毅曰："中风者，风邪伤于经络也，并非直中之风，以别于肺热伤风，故曰中风。"

② 心病，何以知中风得之：按照五行学说，五邪与五脏相通，某邪主要侵犯同属性的内脏，如风邪伤肝，暑邪伤心，饮食劳倦伤脾，寒邪伤肺，湿邪伤肾。但五邪既可侵犯相通之脏，又可侵犯他脏，表现为既有肝病症状，又有心病症状，这时或者肝心同病，或者肝病传心，"入心为赤"色，即为肝邪入心。以下四节，原理相同。

③ 肝为心邪：《针灸大成》卷一引难经作"肝邪入心"。律以下文"脾邪入心"、"肺邪入心"、"肾邪入心"，此处当为肝邪入心，应据改。

④ 弦：原作"弦"，《句解》、《本义》、《集览》本并作"弦"。据改。

何以知伤暑得之？

然：当恶焦臭。^① 何以言之？心主臭^②，自入为焦臭，入脾为香臭，入肝为臊臭，入肾为腐臭，入肺为腥臭。故知心病伤暑得之，当恶焦臭。^③ 其病身热而烦，心痛，其脉浮大而散。

何以知饮食劳倦得之？

然：当喜苦味也^④。何以言之？脾主味，入肝为酸，入心为苦，入肺为辛，入肾为咸，自入为甘。故知脾邪入心，为喜苦味也。其病身热而体重嗜卧，四肢不收^⑤，其脉浮大而缓。

何以知伤寒得之？

然：当谵言妄语。何以言之？肺主声，入肝为呼，入心为言，入脾为歌，入肾为呻，自入为哭。故知肺邪入心，为谵言妄语也。其病身热，洒洒恶寒，其甚喘咳，其脉浮大而涩。

何以知中湿得之？

然：当喜汗出不可止。何以言之？肾主液^⑥，入肝为泣，入心为汗，入脾为涎^⑦，入肺为涕，自入为唾。故知肾

---

① 当恶焦臭："焦"字原脱，据《难经古义》及上下文例补。

② 臭：孙鼎宜曰："《书·盘庚中》疏：'臭是气之别名，古者香气，秽气，皆名曰臭。'"

③ 当恶焦臭："焦"字原脱，据《难经古义》及上下文例补。

④ 也：原后有"虚为不欲食，实为欲食"。《难经本义》滑寿云："'虚为不欲食，实为欲食'两句，于上下文无所发，疑错简衍文也。"今据删。

⑤ 收：收缩。此指蜷缩。《素问·举痛论》："寒则腠理闭，气不行，故气收矣。"王冰注："收，谓收敛也。"

⑥ 液：原作"湿"。《集览》本作"液"。《集注》丁德用曰："肾主水，水化五液也。"今据改。

⑦ 涎：原作"液"。《句解》、《本义》、《集览》本并作"涎"。本书三十四难："脾色黄……其液涎。"故作"涎"为是，今据改。

邪入心，为汗出不可止也。其病身热而小腹痛，足胫寒而逆，其脉沉濡而大。

此五邪之法也。

【语译】

假若心经发生病变，为什么知道是感受风邪而得病的呢？

答：患者的面部应该显现赤色。为什么这样说呢？因为肝主五色，病邪自入于肝就呈现青色，侵入于心就呈现赤色，侵入于脾就呈现黄色，侵入于肺就呈现白色，侵入于肾就呈现黑色。肝邪传入于心，所以知道面部应该出现赤色。它的症状可兼有身体发热，胁下胀满疼痛；其脉象会出现心脉浮大和肝脉弦象。

根据什么知道是伤于暑邪而得病呢？

答：患者应该厌恶焦糊之气。为什么这样说呢？因为心是主五气的，病邪自入于心就会厌恶糊气；入脾就会厌恶香气；入肝就会厌恶臊气；入肾就会厌恶腐气；入肺就会厌恶腥气。因此得知心经的病变由于伤暑而得时，当厌恶焦糊之气。它的症状可以并发身热与烦躁、心痛；其脉象会出现浮大而散。

根据什么知道是饮食不节及劳倦过度而得病的呢？

答：患者应该喜食苦味。虚者表现为不想吃东西，实者表现为想吃东西。为什么这样说呢？因为脾主五味，病邪侵入肝喜好食酸味；侵入心喜好食苦味；侵入肺喜好食辛味；侵入肾喜好食咸味；自入于脾喜好食甘味。因此得知脾邪如侵入心其会喜食苦味。它的症状可见到身热、身体困重、嗜卧以及四肢屈伸不便；其脉象会出现浮大而缓。

根据什么可知道是伤于寒邪而得病的呢？

答：患者当有胡言乱语。为什么这样说呢？因为肺主五声，病邪侵入肝会发出呼叫声；侵入心会有胡言乱语；侵入脾会发出像歌唱的声音；侵入肾会发出呻吟声；自入于肺会发出哭泣声。因此知道肺邪侵入于心，就会胡言乱语。它的症状可见到身热、战慄怕冷，甚至有气喘咳嗽；其脉象会出现浮大而兼有涩象。

根据什么知道是湿邪所伤而得病的呢？

答：患者常有汗出不止。为什么这样说呢？因为肾主五液，病邪侵入肝会流泪；侵入心会出汗；侵入脾会流涎；侵入肺会流涕；自入于肾会唾唾。因此得知肾邪侵入于心会汗出不止。它的症状可见到身热，少腹部疼痛，足胫寒而逆冷；其脉象会出现沉濡而兼有大象。

以上这些就是诊察为五邪所伤的方法。

【按语】

本难所论述的"正经自病"和"五邪所伤"，历代注家对此的认识不一，主要有：

1. 认为"正经自病"属于内伤，"五邪所伤"属于外感。持此种观点的如昌广、滑寿。但仔细分析原文，似有矛盾。如"形寒饮冷"、"久坐湿地"显然不能属于内伤，饮食劳倦亦很难说其是属内伤还是外感，但都在正经自病范围内。故此说不可从。

2. 认为"正经自病"系本脏自伤，由他脏疾病传变而来的（或两脏同时发病）为"五邪所伤"。持这种观点的如徐大椿："正经，本经也。五邪，谓五脏之邪互相贼也。"徐所说的五脏之邪即文中所说"中风为肝邪"、"伤暑为心邪"等。"肝邪入心"、"脾入心"即五脏之邪互相侵犯。此说较为合理。

3. 认为原文有误，持此观点的如张山雷："此必传写以来，几经讹误，或者妄人又有篡改，绝非周秦旧本。"此说根据不足。关于"五邪所伤"的理论，可参阅本难注释①。

本难提出的色、臭、味、声、液等异常变化和五脏病候、脉象，如肝病"身热，胁下满痛"；心病"身热而烦，心痛"；

脾病"体重嗜卧，四肢不收"；肺病"洒洒恶寒，甚则喘咳"；肾病小腹痛，足胫寒而逆"等，是古人通过实践观察，运用中医理论和五行学说归纳总结出来的，对于临床辨证，有一定的指导意义。但其中某些推断，如伤暑"当恶焦臭"，饮食劳倦"当喜苦味"……等，因各人体质、受邪条件的情况差异很大，不可一概而论。

第五十难

【提要】

本难就四十九难提出的风、寒、暑、湿、饮食劳倦五邪，进一步以五行生克的关系加以区分为虚邪、实邪、贼邪、微邪、正邪。

【原文】

五十难曰：病有虚邪，有实邪，有贼邪，有微邪，有正邪，何以别之？

然：从后来者①为虚邪②，从前来者③为实邪④，从所不

---

①③　从后来者/从前来者：这是从五行相生的关系来说的。从后来者，指从生我之脏（母脏）而来的（母病及子）。从前来者，指从我生之脏（子脏）而来的（子病及母）。五行相生顺序为：肝（木）→心（火）→脾（土）→肺（金）→肾（水）→肝（木）。以心为例，生心火者为肝木，中风为"肝邪"，是从后来，故心病中风得之为虚邪；心火生脾土，饮食劳倦为"脾邪"，是从前来，故心病饮食劳倦得之为实邪。

②　虚邪：徐大椿曰："邪挟生气而来，则虽进而易退，故为虚邪。"

④　实邪：徐大椿曰："受我之气者，其力方壮，还而相克，其势必甚，故为实邪。"

胜来者①为贼邪②，从所胜来者③为微邪④，自病者④为正邪⑤。何以言之？假令心病，中风得之为虚邪，伤暑得之为正邪，饮食劳倦得之为实邪，伤寒得之为微邪，中湿得之为贼邪。

【语译】

五十问：致病的外邪，有的叫虚邪，有的叫实邪，有的叫贼邪，有的叫微邪，有的叫正邪，根据什么来区别呢？

答：从生我之脏传来的称为虚邪，从我生之脏传来的称为实邪，从克我之脏传来的称为贼邪，从我克之脏传来的称为微邪，由本脏之邪发病的称为正邪。根据什么这样说呢？假若心脏发生病变，当心脏被风邪所伤而得病的，就是虚邪；被暑邪所伤而得病的，就是正邪；被饮食劳倦所伤而得病的就是实邪；被寒邪所伤而得病的，就是微邪；被湿邪所伤而得病的，就是贼邪。

①③　从所不胜来者/从所胜来者：这是从五行相克的关系来说的。所不胜指克我之脏，所胜指我克之脏。五行相克的顺序为：肝（木）克脾（土）克肾（水）克心（火）克肺（金）克肝（木）。以心为例，克心火者肾水，中湿为"肾邪"。是从所不胜来者，故心病中湿得之为贼邪。心以克肺金，伤寒为"肺邪"，是从所胜来者，故心病伤寒得之为微邪。

②　贼邪：徐大椿曰："脏气本已相制，而邪气挟其力而来，残削必甚，故为贼邪。"

④　微邪：徐大椿曰："脏气既受制于我，则邪气亦不能深入，故为微邪。"

⑤　自病者：《太素》卷二十六"寒热相移"杨注："邪从自起，名曰正邪。"

⑥　正邪：病邪侵犯同属性之脏器，而非由他脏传变而来为正邪，如心病属火，暑邪亦属火，暑邪犯心部所谓"自病者"或邪从自起，叫正邪。

第五十一难

【提要】

本难运用阴阳之理，从患者喜寒喜温，愿见人与不愿见人等情况，作为区别脏病和腑病的诊断方法。

【原文】

五十一难曰：病有欲得温者，有欲得寒者，① 有欲得② 见人者，有不欲得③ 见人者，而各不相同，病在何脏腑也？

然：病欲得寒，而欲见人者，病在腑也；病欲得温，而不欲见人者，病在脏也。何以言之？腑者阳也，阳病欲得寒，又欲见人；脏者阴也，阴病欲得温，又欲闭户独处，恶闻人声。故以别知④脏腑之病也。

【语译】

五十一问：病人有的想要得到温暖，也有的想要得到寒凉；有的愿意见人，有的不愿意见人，这些各不相同的情况究竟病在哪脏哪腑呢？

答：病人想要得到寒凉又愿意见人的，病变在腑；病人想

---

① 病有欲得温者，有欲得寒者：《难经本义》引纪氏曰："腑为阳，阳病则热有余而寒不足，故饮食衣服居处，皆欲就寒也。阳主动而应乎外，故欲得见人。脏为阴，阴病则寒有余而热不足，故饮食衣服居处，皆欲就温也。阴主静而应乎内，故欲闭户独处，而恶闻人声也。"

②③ 欲得/不欲得：两个"得"字衍，蒙上"得温"、"得寒"致误。应据下文"欲见"、"不欲见"删。

④ 知：《句解》作"其"。

要得到温暖又不愿意见人的，病变在脏。根据什么这样说呢？因为六腑属阳，阳病则热，热则想要得到寒凉，而又想要见人；五脏属阴，阴病则寒，寒则想要得到温暖，又想要闭着门户独自居住，厌恶听到旁人的声音。因此根据这些来区别、了解属脏或属腑的病。

【按语】

本难从病人的喜恶来区别脏病、腑病，其机理如《难经本义》引纪氏所云。这和第四难以脉象迟数来区别脏病、腑病一样，都是以阴阳学说举例言之。关于"欲见人"、"不欲见人"的问题，《素问·阳明脉解》篇又曰："足阳明之脉病，恶人与火。"足阳明之脉属胃腑，恶火和本难"病欲得寒，病在腑也"相一致，但恶人却与本难"欲见人者，病在腑"相矛盾。可见是否欲见人，不在于病是否在腑，现在临床所见，脏病也有热证，腑病也有寒证，病人喜恶更不是绝对的。所以辨证还应具体情况具体分析更为全面。

黄帝八十一难经

第五十二难

【提要】

　　本难按照脏腑的阴阳属性和阴静阳动的特点，辨别腹内结块之属脏属腑。

【原文】

　　五十二难曰：腑脏发病，① 根本②等不？

　　然：不等也。

　　其不等奈何？

　　然：脏病者，止而不移，其病不离其处；腑病者，仿佛贲响③，上下行流，居处无常。故以此知脏腑根本不同也。

【语译】

　　五十二问：腑或脏发生病变，在发病原因上是否相同呢？

　　答：是不相同的。

　　它们不相同又怎样的呢？

　　答：脏发生疾病，静止在某处而不移动，它的病位不会离开它原来的处所的；腑发生疾病，有似有若无之气奔走作响，忽上忽下地往来流动着，没有固定的所在。所以根据这些情况，可以知道属脏属腑的病，在发病原因上是不同的。

第五十二难

----

　　① 腑脏发病：孙鼎宜曰："腑脏二字，当作积聚，涉下文误。不然，答词仅就积聚言，与问词挂漏。"

　　② 根本：始末起止。《广雅·释诂》："本，根，始也。"在此引申为发病原因。

　　③ 贲响：气行奔走有声。

【按语】

　　本难应与五十五难相参阅。文中所称脏病腑病，实际是指癥瘕积聚而言。癥和积是固定而有形的肿块，瘕与聚有时按之似乎有形，但无固定的部位，时有时无，实际上是无形之气的聚集和消散。因脏属阴主静，故癥积为脏病，腑属阳主动，故称瘕聚为腑病。

第五十三难

【提要】

本难以五行相生相克的学说来解释七传与间脏的传变规律和预后，提出传其所生者生，传其所胜（克）者死。

【原文】

五十三难曰：经言七传①②者死，间脏③者生。何谓也？

然：七④传者，传其所胜也。间脏者，传其子也。何以言之？假令心病传肺⑤，肺传肝，肝传脾，脾传肾，肾传心，一脏不再伤⑥，故言⑦七传者死也。间脏者，传其所生。⑧假令心病传脾，脾传肺，肺传肾，肾传肝，肝传心，

---

① 七传：吕广曰："七当为次字之误，此下有间字，即知上当为次。"此说有理，应据改。按，古"七"与"次"通。《说文·欠部》："次读如漆。"又漆亦假作七，《说文·柰部》："柰，今字作漆……汉人多假柰为七字。"《灵枢·病传》："诸病与次相传，如是者，皆有死期，不可刺也。间一脏及二、三、四脏者，乃可刺也。"王冰注："夫以五行相传为纪，以不胜之数，传予所胜者，谓火传于金……金传于木。……"可见传于所胜即以次相传。

② 七传：依次相传，传其所克之脏。

③ 间脏：间，隔的意思。按照五行相克的次序是：金、木、土、水、火，如果取过来向上间隔一行推算，即为五行相生的次序（见五十难注①），所以间脏就是指传其所生之脏而言。

④ 七：《类说》卷三十七引《难经》无此字。

⑤ 传肺：《类说》引"传"下有"于"字，下"传肝"、"传脾"、"传肾"、"传心"同。

⑥ 伤：《类说》引"伤"作"传"。

⑦ 故言：《类说》引"故"字下无"言"字。

⑧ 间脏者，传其所生：《本义》本无。

是母子①相传，竟②③而复始，如环无端，故曰生也。

【语译】

　　五十三问：古代经典医著上说：五脏的疾病依次相传的，主死；间隔一脏相传的，主生。这说的是什么道理呢？

　　答：所谓次传，是传其所克的脏。间脏，是传其所生的子脏。为什么这样说呢？假若心脏的疾病传给肺，肺传给肝，肝传给脾，脾传给肾，肾传给心，每一个脏不能再次受病，所以说依次传变的预后多不良。间脏，是传其所生的子脏，假若心脏的病传给脾，脾传给肺，肺传给肾，肾传给肝，肝传给心，这是母脏与子脏之间的相传，终而复始，好像圆环一样没有止端，所以说这样的传变预后多良好。

【按语】

　　本难把五十难中虚邪、贼邪的意义作了进一步发挥。按照五行相克的规律传变，有进无退，一般都比较严重，且如文中所云，七传不只是一脏相克，而是按其规律使五脏都受到病邪的侵袭，久而不愈，患者正气大衰，预后自然不良。但是，临床疾病复杂多变，且决定其预后转归的因素来自各个方面，仅凭五行相生相克的传变规律去总结，显然是脱离实际和缺乏根据的。故这种对预后的推测只能参考。

162

　　① 母子：《句解》本、《类说》引"子"下并有"自"字。《本义》、《集览》本"母子"并作"子母"。
　　② 竟：《集览》、《评林》、《图注》本并作"周"字。
　　③ 竟：有终的意思。

第五十四难

【提要】

本难运用五行生克理论说明脏病难治的原因是传其所胜，腑病难治的原因是传其所生。

【原文】

五十四难曰：脏病难治，腑病易治，^① 何谓也？

然：脏病所以难治者，传其所胜也；^② 腑病^③易治者，传其子也。与七传、间脏同法也。

【语译】

五十四问：五脏的疾病难于治疗，六腑的疾病容易治疗，这是什么道理呢？

答：五脏病所以难治的原因，是因为传变给了所克的一脏，六腑病所以易治的原因，是因为由母脏传变给了子脏。这和前面所说的次传、间传时，辨别预后好坏是同一法则的。

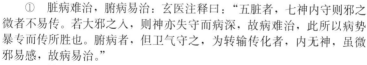

① 脏病难治，腑病易治：玄医注释曰："五脏者，七神内守则邪之微者不易传。若大邪之入，则神亦失守而病深，故病难治，此所以病势暴专而传所胜也。腑病者，但卫气守之，为转输传化者，内无神，虽微邪易感，故病易治。"

② 传其所胜也：《卢经裒腋》引王冰鉴云："病深则传所胜，病浅则传所生，脏病已深，故传其所胜，腑病尚浅，故传其所生也。"

③ 腑病：下似脱"所以"二字，应依上文"脏病所以难治者"增补。

【按语】

　　本难在前难的基础上，以五行生克关系来进一步说明脏病难治，腑病易治的原因。不过，前难曾云脏病"间藏者生……间藏者，传其子也"，可见脏病也有传其所生的情况。第十难原文"膀胱邪干小肠也"，膀胱属水，小肠属火，水克火，说明腑病也有传其所胜的情况。因此，本难所谓"脏病传其所胜，腑病传其所生"的规律，不可绝对化。五脏属阴，主里，其病较深重，六腑属阳，主表，其病较浅轻，这只是一般规律，临床还应结合其他因素综合分析，才能做出正确判断。

第五十五难

本难讨论积与聚的症状和鉴别。文中以疼痛和肿块部位的固定、流动来作为鉴别积聚的依据。

【原文】

五十五难曰：病有积①有聚②，何以别之？

然：积者，阴气也；聚者，阳气也。故阴沉而伏，阳浮而动。气③之所积名曰积，气之所聚名曰聚。故积者，五脏所生；聚者，六腑所成也。积者，阴气也，其始发④有常处，其痛⑤不离其部，上下有所终始，左右有所穷处⑥；⑦聚者，阳气也，其始发无根本，上下无所留止，其痛无常处，谓之聚。故以是别知积聚也。

① 积：蓄积的意思，这里指病名。《难经本义》引杨氏曰："积，蓄也，言血脉不行，蓄积而成病也。"指气血凝滞，日久而形成之固定有形的肿块。

② 聚：聚合的意思，这里指病名。《难经本义》引周仲立曰："聚者，病之所在，与血气偶然邂逅，故无常处也。"

③ 气：指阴气，即人体内的精、血、津液一类物质。

④ 发：《句解》无。

⑤ 痛：《千金》卷十一第五林校曰："一作'病'。"

⑥ 穷处：边缘。

⑦ 上下有所终始，左右有所穷处：《病源·积聚候》此十二字为"故上下有所穷已"。《阐注》本"穷处"下有"谓之积"三字，与下文"谓之聚"相应。

【语译】

五十五问：疾病有的叫做积，有的叫做聚，根据什么来区别呢？

答：积，是属于阴气为病；聚，是属于阳气为病。因为阴性的特征是沉而潜伏的；阳性的特征是浮而游动的。由有形的阴气所积聚而成的病，叫做积；由无形的阳气所聚合而成的病，叫做聚。所以积病是属阴的五脏所生；聚病是属阳的六腑所成。因为积是属于阴气的积蓄，它开始发生就有固定的部位，疼痛也不离患部的范围，它的形态在上下有起止，左右也有边缘。聚是属于阳气的病变，它开始发作就没有什么形质，或上或下，并无一定停留部位，疼痛也没有固定的处所，这就叫做聚。所以根据这些症状就可分辨知道是积病还是聚病。

【按语】

本难与五十二难内容相承接，可互相参阅。积聚是指腹内结块而且疼痛的一类病证。通常来说，积病是由于气血凝集，有一定的形质和有固定的部位；而聚病则由于气机阻滞，一时聚合而成，且时有时无，时聚时散，有移动性。《难经》对积、聚的鉴别方法，至今于临床仍有指导意义。

第五十六难

【提要】

本难在前难辨别积病的基础上，进一步分别论述了五脏积病的名称、病因病理、发生部位形态以及继发病症等。并以五行生克学说来推断发病的季节时日和有关内脏的传变规律，突出了"旺者不受邪"的论点。

【原文】

五十六难曰：五脏之积，各有名乎？以何月何日得之？

然：肝之积名曰肥气①，在左胁下，如覆杯②，有头足。③ 久不愈，令人发咳逆，痎④疟，连岁不已。以季夏⑤戊己日得之。何以言之？肺病传于肝，肝当传脾，脾季夏适王，王者⑥不受邪，肝复欲还肺，肺不肯受，故⑦留结为积。故知肥气以季夏戊己日⑧得之。

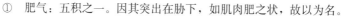

① 肥气：五积之一。因其突出在胁下，如肌肉肥之状，故以为名。

② 杯：《医心方》作"坏"，指未烧之瓦。可据改。

③ 有头足：《脉经》卷六第一、《甲乙》卷八第二"足"下并有"如龟鳖状"四字，应据补。

④ 痎：与痎通。《说文·广部》："痎，二日一发疟也。"痎疟为疟疾的总称。

⑤ 季夏：农历六月。

⑥ 脾季夏适王，王者：《脉经》、《千金》并作"脾适以季夏王，王者"。《甲乙》引作"脾以季夏王"。下文"心之积"、"脾之积"、"肺之积"、"肾之积"各条并同此例。

⑦ 故：《脉经》作"因"。

⑧ 戊己日：《圣惠方》卷四十八"治肝积聚诸方"无此三字。以下"心之积"、"脾之积"、"肺之积"、"肾之积"各条并同此例。

心之积名曰伏梁①，起齐上，大如臂，上至心下。② 久不愈，令人病烦心③。以秋庚辛日得之。何以言之？肾病传心，心当传肺，肺以秋适王，王者不受邪，心复欲还肾，肾不肯受，故留结为积。故知伏梁以秋庚辛日得之。

脾之积名曰痞气④，在胃脘，覆大如盘。久不愈，令人四肢不收，发黄疸，⑤饮食不为肌肤。以冬壬癸日得之。何以言之？肝病传脾，脾当传肾，肾以冬适王，王者不受邪，脾复欲还肝，肝不肯受，故留结为积。故知痞气以冬壬癸日得之。

肺之积名曰息贲⑥，在右胁下，覆大如杯。久不已，令人洒淅寒热⑦，喘咳⑧，发肺壅⑨。以春甲乙日得之。何以言之？心病传肺，肺当传肝，肝以春适王，王者不受邪，肺复欲还心，心不肯受，故留结为积。故知息贲以春甲乙日得之。

①　伏梁：五积之一。因其伏于脐上心下，大如臂，好像房梁一样，故而得名。

②　大如臂，上至心下：《脉经》卷六"心手少阴经病证"第三，《甲乙》卷八第二并作"上至心下，大如臂"。按，"上至心下"连前句"起齐上"，故应据改。

③　病烦心：《脉经》、《甲乙》"心"下并有"心痛"二字。

④　痞气：五积之一。因其积在胃脘，中焦痞满，故而得名。

⑤　发黄疸：《脉经》、《千金》并无"发"字。《圣济总录》卷七十一"发"下有"为"字。

⑥　息贲：五积之一。因肺气郁结于胁下，有呼吸急促、喘息症状，故而得名。

⑦　洒淅寒热：《甲乙》卷八第二引作"洒洒恶寒"。

⑧　喘咳：《甲乙》、《千金》"喘咳"上并有"气逆"二字。

⑨　肺壅：《难经疏证》云："《甲乙经》、《脉经》作'肺痈'。"古"壅"与"痈"通。

肾之积名曰贲①豚②，发于少腹③，上至心下，若豚状，④ 或上或下⑤无时。久不已，令人喘逆，骨痿少气。以夏丙丁日得之。何以言之？脾病传肾，肾当传心，心以夏适王，王者不受邪，肾复欲还脾，脾不肯受，故留结为积。故知贲豚以夏丙丁日得之。

　　此五积之要法也。

【语译】

　　五十六问：五脏的积病，各有它的名称吗？是从哪月哪日得病的呢？

　　答：肝脏的积病名叫肥气，发生在左侧胁下，好像扣着一块未烧瓦，上下象有头足，如龟鳖的形状日久不愈，病人就会发生咳嗽气逆、疟疾，经年累月不易休止，这种积病是在季夏戊己日所得的。根据什么这样说呢？因为肺金的病邪传到肝木，肝木本当传到脾土，但脾土在季夏是当旺的时候，当旺时不易受邪，肝的病邪复返回传于肺，肺又不肯接受，因此就滞留郁结在肝而成为积病了。所以知道肥气是在季夏属土的戊己日得病的。

　　心脏的积病名叫伏梁，发生在脐部上方，突起的形状大小像手臂一样，日久不愈，病人就会发生心中烦乱、心痛，这种

第五十六难

---

　　①　贲：《脉经》卷六第九、《千金》卷十九第一并作"奔"。按：贲与奔通。

　　②　贲豚：贲同奔。豚，小猪。五积之一。因其气从少腹上至心下，有如豚（小猪）在奔突的样子，故而得名。

　　③　少腹：《圣惠方》作"小腹"。应据改。按，脐左右为少腹，脐下为肾所主，故其积发当为小腹。

　　④　若豚状：《病源》卷十九、《千金》卷十九"豚状"并作"豚奔走之状"。

　　⑤　或上或下：《脉经》卷六第九、《千金》卷十九第一并作"上下"。

积病是在秋天庚辛日所得的。根据什么这样说呢？因为肾水的病邪传到心火，心火本当传到肺金，但肺金在秋天是当旺的时候，当旺时不易受邪，心的病邪复返回传于肾，肾又不肯接受，因此就滞留郁结在心脏而成为积病了。所以知道伏梁是在秋天属金的庚辛日得病的。

脾脏的积病名叫痞气，发生在胃脘部位，形状的大小像盖着盘子一样。日久不愈，病人就会四肢难于屈伸，发生黄疸，饮食物的营养不能润泽肌肤，这种积病是在冬天壬癸日所得的。根据什么这样说呢？因为肝木的病邪传到脾土，脾土本当传到肾水，但肾水在冬天是当旺的时候，当旺时不易受邪，脾的病邪复返回传于肝，肝脏又不肯接受，因此就滞留郁结在脾脏而成为积病了。所以知道痞气是在冬天属水的壬癸日得病的。

肺脏的积病名叫息贲，发生在右胁以下，形状的大小好像扣着的杯子一样。日久不愈，病人就会出现怕冷、发热、气喘、咳嗽以致发生肺痈，这种积病是在春天甲乙日所得的。根据什么这样说呢？因为心火的病邪传到肺金，肺金本当传到肝木，但肝木在春天是当旺的时候，当旺时不易受邪。肺的病邪复返回传于心，心脏又不肯接受，因此就滞留郁结在肺脏而成积病。所以知道息贲是在春天属木的甲乙日得病的。

肾脏的积病名叫贲豚，发生在小腹部，上端达到心部的下方，像猪在受惊后奔突的状态，上下没有定时。日久不愈，病人就会气喘上逆，骨骼萎弱，气短，这种积病，是在夏天丙丁日所得的。根据什么这样说呢？因脾土的病邪传到肾水，肾水本当传给心火，但心火在夏天是当旺的时候，当旺时，不易受邪，肾的病邪复返回传于脾，脾脏又不肯接受，因此就滞留郁结在肾脏而成为积病了。所以知道贲豚是在夏天属火的丙丁日得病的。

以上这些，就是辨别诊断五脏积病的主要法则。

【按语】

本难列举的五脏积病名称、症状，早在《内经》中已有不少记载。如《灵枢·邪气脏腑病形》、《灵枢·经筋》篇、《素问·腹中论》、《素问·奇病论》，但与本难所述不尽相同，且内经各篇亦互有差异。说明古代对疾病命名并不统一，而本难主要是根据积病的形态、特征来命名的。

本难指出的五积发生部位，是按照五脏分属部位提出的。而五脏分属部位理论的依据则为五行方位，即人面朝南而立，左为东，属木，为肝所主；右为西，属金，为肺所主……故肝之积在左胁下，肺之积在右胁下。由此亦可看出，本难这种肝左肺右之说，并不是指的五脏实体解剖部位。

本难所论述的五积继发病症，和五脏辨证相关，如肝积的咳逆，为肝气上冲于肺，疟疾为少阳经病，乃因肝胆表里之故；心积的烦心，为心神受扰所致；脾积的四肢不收，发黄疸、饮食不为肌肤，因于脾不健运，湿热内蕴；肺积的洒淅寒热、喘咳，发肺痈，由于肺主皮毛，主气，可出现呼吸功能失常；肾积的喘逆，骨痿少气，亦由于肾不纳气、骨髓不充，这些对中医脏腑辨证都有重要参考价值。文中提及"王者不受邪"，说明强壮者不病，虚损处受邪，这与内经"正气存内，邪不可干"的论点是一致的。

至于本难提及其积在某季某时日得之，是不准确和与事实难以相符合的。实际上五积病的发生，既不限于季节、时日，也不完全是由他脏传变而来，其形成因素和人体自身状况、外部侵入、起居饮食、情志及周围外在环境等诸多方面有关，不可能机械地按五行生克理论去作肯定的预测。

第五十七难

【提要】

本难叙述了五泄的名称和胃泄、脾泻、大肠泄、小肠泄和大瘕泄（痢疾）的证候特点。

【原文】

五十七难曰：泄凡有几？皆有名不？

然：泄凡有五，其名不同。① 有胃泄，有脾泄，有大肠泄，有小肠泄，有大瘕泄②，名曰后重。

胃泄者，饮食不化，色黄。

脾泄者，腹胀满，泄注③，食即呕吐逆。

大肠泄者，食已窘迫，④ 大便色白，肠鸣切痛⑤。

小肠泄者，溲而使脓血，少腹痛。

大瘕⑥泄者，里急后重，数至圊而不能便，茎中痛。⑦

此五泄之要法也。

① 其名不同：孙鼎宜曰："'其名'四字衍。"

② 大瘕泄：痢疾的古称。

③ 泄注：注，灌注。指水泻之泻下如水灌注。

④ 食已窘迫：窘，急迫。指食后即要泄，迫急不可止。

⑤ 切痛：刀割样疼痛。

⑥ 瘕：结的意思。草刈三越曰："瘕，结也。因有凝结而泄。仲景谓之滞下者，亦因有凝滞而下也。后世谓之痢疾，以证名之，痢而不利之谓也。"

⑦ 茎中痛：白云阁丰《难经》"茎"作"腹"。应据改。张寿颐曰："里急后重之滞下，安见茎之必痛？"验之临床，泄而里急后重者，多兼腹中痛，而茎中痛少见。

【语译】

五十七问：泄泻证总共有几种，是否都有名称？

答：泄泻证约有五种，它的名称各不相同，有胃泄，有脾泄，有大肠泄，有小肠泄，有大瘕泄，又叫做后重。

胃泄的症状是饮食不消化，大便的颜色发黄。

脾泄的症状是腹部胀满，泻时像水注一样；进食立刻就要呕吐上逆。

大肠泄的症状是进食后腹中感到急迫，大便的颜色发白，肠中鸣响并像刀切一样的疼痛。

小肠泄的症状是大便时会排出脓血，少腹部疼痛。

大瘕泄的症状是急迫欲便，而肛门重坠，频繁登厕而不能通畅排便，腹中疼痛。

这些就是辨别五泄证的主要法则。

【按语】

本难所提出的五泄，虽没有论述病因，但根据其证候特点去体会亦不难理解。如胃泄的饮食不化，脾泄的食即呕吐逆，大肠泄的食后窘迫，则知其属于脾胃虚弱，运化失常；再从排便如水注，不夹脓血和泄泻物色黄（属湿），色白（属寒）等病理因素上看，更说明其病因为饮食不节或感受寒邪，使脾胃虚寒不能腐熟水谷，水液糟粕混杂而下。后二泄之小肠泄和大瘕泄，因有溲而便脓血，少腹痛，里急后重，排便不爽，则知其属于湿热阻滞，蕴阻脾胃而致。因此，本难实际将五泄分为虚寒、实热两大类别，这对后世辨泄有重要指导价值。滕万卿曰："脾、胃、大肠三焉者，此谓泄泻，小肠、大瘕二泄，此谓痢疾……泄多属寒，痢多属热。"可供参考。

第五十八难

【提要】

本难首先陈述了中风、伤寒、湿温、热病、温病等五种伤寒（外感病）的脉象；接着叙述了伤寒时汗、下治法的适应症；最后论述了皮、肌、骨三种寒热证的主要证候特点。

【原文】

五十八难曰：伤寒有几？其脉有变不？

然：伤寒有五，有中风，有伤寒，有湿温，有热病，有温病，其所苦各不同。中风之脉，阳①浮而滑，阴②濡而弱；③ 湿温④之脉，阳濡⑤而弱，阴小而急；⑥ 伤寒之脉，阴阳俱盛而紧涩⑦；⑧ 热病之脉，阴阳俱浮。浮之滑，⑨ 沉之

①② 阳/阴：阳指寸部脉，阴指尺部脉。

③ 中风之脉，阳浮而滑，阴濡而弱：中，伤也。中风即为风邪所伤，与突然晕倒的中风不同。风邪在表，故寸脉浮滑；风为阳邪，汗出营虚，故尺脉濡弱。

④ 湿温：孙鼎宜曰："温字疑衍。"

⑤ 濡：《本义》本作"浮"。

⑥ 湿温之脉，阳濡而弱，阴小而急：湿为阴邪，阻滞阳气，故寸脉濡弱；湿热内蕴，邪势方盛，故尺脉小急。

⑦ 涩："涩"字疑衍。因涩脉与滑脉相反，不能同时出现。丹波元胤："涩字恐衍……滑涩相反，无并见之理。"

⑧ 伤寒之脉，阴阳俱盛而紧涩：盛，有力之脉。寒邪客于太阳，搏于肌肤，表实无汗，故寸脉尺脉俱紧而有力；气血运行不畅，故涩。

⑨ 浮之滑：《句解》、《本义》、《集览》本"之"字下并有"而"字。

散涩①,②温病之脉。行在诸经，不知何经之动也，各随其经所在而取之。

【语译】

五十八问：伤寒病有几种，它们的脉象是否有不同的变态？

答：伤寒病有五种，有中风，有伤寒，有湿温，有热病，有温病，它们发病的症状是各不相同的。中风的脉象，寸部浮而滑，尺部濡而弱；湿温的脉象，寸部濡而弱，尺部细小而急；伤寒的脉象，尺部寸部都有力而且紧涩；热病的脉象，尺部寸部都现浮脉。浮取现滑象，沉取显出散涩，是温病的脉象。病邪行于各经，不容易辨别是哪条经的脉动，所以必须各随着病变所在的经脉，按取它的脉象。

【按语】

本难所述"伤寒有五"，与《素问·热论》"今夫热病者，皆伤寒之类也"概念相同，都是泛指外感疾病。且中风、伤寒、湿温、热病、温病五者中的"伤寒"与其他四者并列，当属具体病名，和"伤寒有五"之"伤寒"，概念不同，有广义和狭义的区别。

原文所举之五种伤寒的脉象表现，仅为一般情况而言，不能固定看待。因为不同的患者，体质不一样，受邪有轻重，加之在疾病的不同阶段，都会出现不同的脉象。故临症应根据具体情况和其他证候，灵活掌握，不可执一不化。

在校勘［4］中提到"浮之滑，沉之散涩"有衍，或是错

① 涩："涩"字疑衍。因涩脉与滑脉相反，不能同时出现。丹波元胤："涩字恐衍……滑涩相反，无并见之理。"

② 热病之脉，阴阳俱浮，浮之滑，沉之散涩：热为阳邪，阳盛故寸脉尺脉俱浮。阳盛于外，故浮取脉滑，阴伤于内，故沉取脉散涩。

简。理由：①前中风、湿温、伤寒、热病均有阴阳脉象，独温病之脉未列具体脉象，于体不合。②热病之脉，既云"阴阳俱浮"，又云"浮之滑，沉之散涩"，不仅内容重复、矛盾，且与前三条文体不一致。③"行在诸经，不知何经之动，各随其经所在而取之"三句的语气像对以上五种疾病而言，而不像专指温病。基于以上三条原因，本文改变原各本句读，在"阴阳俱浮"、"温病之脉"下各改为句号，使疑为错简的"浮之滑，沉之散涩"变为温病之脉象，并使最后一句成为总结五种伤寒之句，较为合理。

【原文】

伤寒有汗出而愈，下之而死者；有汗出而死，下之而愈者，何也？

然：阳虚阴盛，汗出而愈，下之即①死；② 阳盛阴虚，汗出而死，下之而愈。③

【语译】

治疗伤寒病有用发汗法使汗出而病愈的，如用泻下法，却会造成死亡；也有用发汗法使汗出而致死亡，而用泻下法，却能治愈的。这是什么道理呢？

答：患者阳虚阴盛，用了发汗法，汗出之后就会痊愈；如用泻下法，外邪内陷就会造成死亡。若患者阳盛阴虚，用了发汗法，汗出津竭就会死亡；如用泻下法，就会痊愈。

---

① 下之即：《句解》"即"作"而"字，与上下文例一致，应据改。

② 阳虚阴盛，汗出而愈，下之即死：阳虚，阳气不足。阴盛，寒邪盛而在表。寒邪伤阳，故阳虚。表实证宜汗忌下，故汗出而愈，下之即死。

③ 阳盛阴虚，汗出而死，下之而愈：阳盛，热邪盛，热结在里。阴虚，阴津虚损。热邪伤阴，故阴虚。里实证宜下忌汗，故汗出而死，下之而愈。

【按语】

对于本段原文提出的伤寒证治法中汗、下两法的宜忌问题，一些注家认为是错简。如虞庶曰："此经例文，必应传写误也。"《难经集注》杨氏注："此说反例，于义不通，不可依用也。若反此行之，乃为顺尔。"其实二人主要是对原文中"阴"、"阳"二字的字义未作深入的分析。答问中的阳虚阴盛，前者指人体正气不足，后者指寒邪盛而在表；答问中的阳盛阴虚，前者指热邪盛而结在里，后者指人体阴津虚损。由此再去理解原文，则无误也：表实证宜用汗法以发其汗，使邪从汗解，倘若误用下法，就会导致里虚邪陷，造成不良后果；里实证宜用下法以泻热结，使邪从便泄，倘若误用汗法，就会导致阴液耗竭，也会引起不良后果。《伤寒例》引本难文，并续之曰："桂枝下咽，阳盛则毙，承气入胃，阴盛则亡。"进一步阐明了"汗出而死"和"下之即死"的道理。

【原文】

寒热之病，候之如何也？

然：皮寒热者，皮不可近①席，毛发焦，鼻槁②③，不得汗；皮肤寒热者，皮肤痛，④唇舌槁，无汗；骨寒热者，病无所安，汗注不休，齿本⑤槁痛。⑥

【语译】

恶寒发热的病证，应该怎样诊察它呢？

---

① 近：《甲乙》卷八第一作"附"。

② 槁：干燥干枯之意。

③ 鼻槁：《甲乙》"槁"下有"腊"字。

④ 皮肤痛：《灵枢·寒热》篇"皮肤"作"肌"。按上下文理通，应据改。

⑤ 齿本：牙根。

⑥ 槁痛：《句解》为"枯痛"。

答：病在皮表的寒热病，皮肤灼热不能贴近所睡的席面，体毛头发憔悴，鼻腔干燥，无汗；病在肌肉的寒热病，肌肉灼疼，唇舌干枯，无汗；病在骨的寒热病，全身都感觉没有安适处，汗出像水柱那样没有息止，齿根干枯疼痛。

【按语】

从此段原文看，恐有脱文。因皮肤、肌肉、经脉、筋、骨分别为五脏所主，五者应相提并论。本书的第五难、十四难、二十四难等都有明文。而本难仅论皮、肌、骨的寒热，未及其他二者。《集注》杨曰："五脏六腑皆有寒热，此经惟出三状，余皆缺也。"

文中谈到皮、肌、骨三种寒热病，我们理解主要是说明其病位有浅深，病情有轻重的差别。有些注家认为这些属于内伤杂病，《本义》滑氏云："愚按此盖内伤杂病，因类附之。"在此用来分析外感病的不同发展阶段，也是有其一定意义的。

黄帝八十一难经

第五十九难

【提要】

本难陈述狂病和癫病的发作症状，并讨论二者的鉴别诊断。

【原文】

五十九难曰：狂癫之病，何以别之？

然：狂疾①之始发，少卧而不饥②，自高贤③也，自辨④智也，自贵倨⑤也，⑥ 妄笑，好歌乐，妄行不休是也。癫疾始发，意不乐，僵仆⑦直视。⑧ 其脉三部阴阳俱盛⑨是也⑩。

【语译】

五十九问：狂病和癫病，根据什么来鉴别呢？

① 狂疾：《难经集注》"狂"下无"疾"字。
② 而不饥：《太平御览》卷七百三十九疾病部引"八十一问"作"少饥"二字。
③ 高贤：高尚而贤能。
④ 辨：《说文解字注笺》："辨……古通作辩。"即能言善辩。
⑤ 倨：《说文·人部》："倨，不逊也。"即傲慢不逊。
⑥ 自高贤也，自辨智也，自贵倨也：《本义》"贵倨"作"倨贵"。《太平御览》引此十二字作"自贤自贵"。
⑦ 僵仆：突然倒下。僵，向后仰倒。仆，向前仆倒。
⑧ 僵仆直视：明本《难经》作"直视僵仆"。
⑨ 其脉三部阴阳俱盛：三部，指寸关尺三部脉。阴指尺部，阳指寸部。俱盛，都搏动有力。本句是概括狂、癫两病之脉象。任锡庚曰："所谓脉三部阴阳俱盛者，当以尺为阴，寸为阳，尺脉牢伏者癫，寸脉洪数者狂，方与二十难'重阴者癫，重阳者狂'符合也。"
⑩ 是也：按，此二字应在"直视"之下，否则文义不通，应改。

答：狂病在开始发作时，患者睡眠少而不知道饥饿，自以为高尚贤达，自以为善辩聪明，自以为尊贵傲慢，并时常痴妄地发笑，喜欢歌唱玩乐，到处乱跑不愿休息。癫病在开始发作时，患者意志消沉，闷闷不乐，会突然僵直倒地，两眼直视。这两者的脉象，在左右三部中的尺部或寸部都搏动有力，癫属阴，狂属阳，分别在尺部或寸部显出偏盛的现象。

【按语】

本书第二十难有"重阳者狂，重阴者癫，脱阳者见鬼，脱阴者目盲"一段，《难经本义》滑寿认为"当是五十九难结句之文，错简在此"。仅作参考。

狂与癫均为由情志所伤，导致精神障碍的疾患，但临床表现不同。狂属于阳，以动为特点，有的"狂言骂詈，不避亲疏"，《素问·阳明脉解》篇说："病甚则弃衣而走，登高而歌，或至不食数日，逾垣上屋，所上之处，皆非其素所能也。"癫属于阴，与狂证相对而言，以静为特点，除精神抑郁，情志不畅外，还可语无伦次，哭笑无常，厌人恶声。文中所述癫疾，从"僵仆直视"之症来看，颇似癔病性昏厥、癫痫（羊痫风）之类。

黄帝八十一难经

第六十难

【提要】

本难论述了厥痛（厥头痛、厥心痛）和真痛（真头痛、真心痛）的病因、病机、症状、鉴别和预后。

【原文】

六十难曰：头心之病，有厥痛①，有真痛②，何谓也？

然：手三阳之脉，③受风寒，伏留而不去者，④则名厥头痛；入连在脑者，名真头痛。其五脏气相干，⑤名厥心痛；其痛甚，但在心，手足青⑥⑦者，即名真心痛。其真⑧

---

① 厥痛：厥，指气上逆或逆乱。邪逆于经，上干头部而痛为厥头痛，邪气逆乱于心的为厥心痛。滕万卿注曰："厥者，谓邪从是至彼而为痛……凡头心厥痛，多与他病兼见。"

② 真痛：指局部所发生的剧烈疼痛。整个头部均痛叫真头痛，心部严重的绞痛叫真心痛。滕万卿注曰："真者，谓邪直居其处而痛甚……如其真痛，则单发之病，命悬旦夕，固难为治。"杨玄操注曰："心痛而足冷者为真心痛，手足温者为厥心痛。头痛亦然。"

③ 手三阳之脉：《伤寒明理论》卷一"头痛"第十一引作"三阳经"。《类说》引"手"作"守"。古林正祯曰："厥头痛，独举手三阳而不言足三阳，是举其为病之尤多者，略其为病之少者，不必言足阳经无厥痛。"

④ 伏留而不去者：《句解》"去"作"行"。《类说》引无"伏留而不去"五字，"者"字属上读。

⑤ 其五脏气相干：《类说》引"相干"下有"者"字，应据补。

⑥ 青：《难经本义》解释为："手足青之青，当作清冷也。"《难经经释》徐大椿解释为："寒邪犯君火之位，血色变也。"综观原文，当以后者色青为是。

⑦ 青：《脉经》卷六第三、《千金》卷十三第一并作"清至节"。

⑧ 真：《类说》引下有"头"字。

心痛者，旦发夕死，夕发旦死。

【语译】

六十问：头部和心脏疼痛的疾病，有叫厥痛的，也有叫真痛的，为什么这样说呢？

答：手少阳、阳明、太阳三条经脉，感受了风寒，邪气伏潜在经脉之中稽留不去，以致发生头痛的就叫做厥头痛；若病邪深入留连在脑部而作痛的就叫做真头痛。那种由于五脏经气受病邪的侵犯以致心痛的叫做厥心痛；若绞痛得很厉害，疼痛局限在心区，手脚发青，就叫做真心痛。这种真心痛的病是非常危险的，早晨发作到晚上就会死亡，晚上发作到次日早晨就会死亡。

【按语】

本难所述厥痛和真痛的病机为：由他处疾患影响头、心的，其痛势较缓，病亦轻。如厥头痛，因手三阳经脉感受风寒之邪，经气逆乱殃及头部；厥心痛，因五脏之气逆乱影响于心所致。由病邪直接侵犯于头、心的，其痛势剧烈，病亦严重。如真头痛，病邪深入于脑而发；真心痛，病邪径入于心而作。二者虽均预后不良，但仍有区别，真心痛更为严重，故本难末二句曰："其真心痛者，旦发夕死，夕发旦死。"《难经本义》滑寿认为真心痛和真头痛均会"旦发夕死，夕发旦死"，恐有误。

第六十一难

【提要】

本难论述中医望、闻、问、切四种诊法的主要内容和它的诊断价值。

【原文】

六十一难曰：经言望而知之谓之神①，闻而知之谓之圣②，问而知之谓之工③，切脉而知之谓之巧④。何谓也？

然：望而知之者，望见其五色，以知其病。闻而知之者，闻其五音⑤，以别其病。问而知之者，问其所欲五味，以知其病所起所在也。切脉而知之者，诊其寸口，视⑥其虚实，以知其病，病⑦在何脏腑也。经言以外知之曰圣，以内知之曰神。此之谓也。

【语译】

六十一问：古代经典医著上说，医生通过望诊而知道病情的称为神；通过闻诊而知道病情的称为圣，通过问诊而知道病情的称为工；通过脉诊而知道病情的称为巧。为什么这样

---

① 神：超乎寻常。
② 圣：事理通达。
③ 工：功夫、技巧熟练。
④ 巧：技术灵巧。
⑤ 五音：为角、徵、宫、商、羽。是五代五声音阶中的五个音级。
⑥ 视：丁德用曰："'视'当作'持'字，为似乎循持其寸口也。"
⑦ 病：《集览》本无。丹波元胤曰："'在何'上'病'字衍。"

说呢？

答：所说望诊而知道病情的，就是观察病人所表现的青、赤、黄、白、黑五种颜色变化，从而了解病变的情况；所说闻诊而知道病情的，就是听病人所发出的呼、言、歌、哭、呻五种声音变化，从而辨别病变的性质；所说问诊而知道病情的，就是探询病人对于酸、苦、甘、辛、咸五味的不同嗜好，从而了解疾病的起因和病变所在的部位；所说脉诊而知道病情的，就是切按病人寸口的脉象，审察脉气的虚实，以了解疾病的邪正盛衰情况，疾病发生在哪脏和哪腑。古代经典医著上说，能根据外部的表现症状就可察知其疾病的，叫做圣；外部没有什么症状表现，而能根据细微变化了解内部已有病变的，叫做神。说的就是这个道理。

【按语】

望、闻、问、切四种诊断方法，合称为四诊，是我国古代医学家在长期医疗实践中总结出来用以诊察疾病的主要诊断方法。在《内经》中有较多的论述。但如此明确地把这四者并提列出的，从现存文献来看，始于本难。不过本难所述，只是略举其例，如要掌握之，尚需参阅其他经典文献。

古人把这四诊的技术高低，分作神、圣、工、巧四等，无非是要求医者对其掌握程度应精益求精。

第六十二难

【提要】

本难讨论手足三阴经各有五输穴,手足三阳经各有六输穴的原因。

【原文】

六十二难曰:脏井荥①②有五,腑独有六者,何谓也?

然:腑者,阳也。三焦行于诸阳,③故置一俞④,名曰原⑤。腑有六者,亦与三焦共一气也。

【语译】

六十二问:五脏的经脉,各在井、荥、俞、经、合五穴,而惟独六腑的经脉却各有六穴,这是什么道理呢?

答:六腑的经脉是属阳的,三焦之气运行在各阳经之间,所以添置了一个穴位,名叫原穴。因此,六腑的阳经各有六穴,也都和三焦之气相互贯通,共成一气。

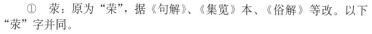

① 荥:原为"荣",据《句解》、《集览》本、《俗解》等改。以下"荥"字并同。

② 井荥(xíng):即井穴和荥穴。此处代表井、荥、俞、经、合五输穴而言。这五输穴是十二经脉分布在四肢肘膝关节以下的一些特定穴位。它们在治疗上各有特点。

③ 三焦行于诸阳:张寿颐注曰:"三焦行于诸阳者乃指人身上、中、下三部之阳气而言,非手少阳之三焦一经,故言行于诸阳。"

④ 俞(Shù):俞穴,即指穴位。俞与输、腧音义同,通用。

⑤ 原:本原的意思,这里指原穴。

【按语】

井、荥、俞、经、合五穴，是经脉中的五个特定穴位。古人把气血在经脉中运行的情况，用水液的流动来作比喻，故而对脉气的流经分别用了上述五个名称。《灵枢·九针十二原》篇记载："所出为井，所溜为荥，所注为腧，所行为经，所入为合，二十七气所行皆在五腧也。"也就是说，脉气所出的地方如水之源头，叫做"井"；脉气所流过的地方，如微小的水流，叫做"荥"；脉气所灌注的地方，如水流而输注于深处，叫做"腧"；脉气所行走的地方，如水在河道中通畅迅疾地流动，叫做"经"；脉气所进入的地方，如百川汇合入海，叫做"合"。三焦虽然只是六腑之一，但其气则行于诸阳经之间，和各阳经贯通而共成一气，故各阳经中三焦之气所过之处，叫做原穴（即所过为原）。据后文六十六难论述，各阳经有原穴，各阴经也有原穴，只不过是"以腧为原"而已。

186

第六十三难

【提要】

本难论述十二经脉皆以五输穴中的井穴为始的道理和意义。

【原文】

六十三难曰：《十变》言，五脏六腑荥合，皆以井为始者，何也？

然：井者，东方春也，万物之始生。诸蚑①行②喘息，蛸③飞蠕动，④ 当生之物，莫不以春⑤生。故岁数始于春，日⑥数始于甲，故以井为始也。

【语译】

六十三问：《十变》说：五脏六腑各经脉的荥、合等穴，都以井穴作为起始的穴位，是什么道理呢？

答：井穴就好比日出的东方和欣欣向荣的春天，是万物开始萌芽生长的时期，蛰伏的各种动物在休眠中苏醒过来，或飞翔，或爬行，一切应当在春天恢复生机的生物，没有一个不在

① 蚑（qí）：泛指虫豸。
② 行：《脉经》卷三引四时经"行"作"蠼"。
③ 蛸（Xuān）：蚊子的幼虫，即孑孓。
④ 蚑行喘息，蛸飞蠕动：描述春季各种虫类经过冬季蛰伏后都开始活动。又一种说法认为，"喘"为"蝡"的假借字，故句读应为"蚑行、蝡息、蛸飞、蠕动"，蚑、蝡、蛸、蠕是四种虫类的名称。
⑤ 春：《难经集注》"春"下有"而"字。
⑥ 日：《句解》、《集览》本、《图注》、《评林》并作"月"。

春天呈现出新生气象的。故一年的时序开始于春季，计日的次序开始于甲干，因此即以井穴作为起始的穴位。

【按语】

本难把井穴比象为春天，用以解释其在五输穴为始的原因。原文"井者，东方春也"，后世医家对此有不同看法。徐灵胎注曰："《灵枢·本输》篇云'脏之井皆属木，腑之井皆属金'。即下节（指六十四难）亦明言之，今总释五脏六腑之井皆属木，则背经语，且与下文亦相矛盾。若云惟脏之井属木而腑不与焉，则腑之亦始于井而又不属木，义当何居？下语疏漏之至。"徐氏的看法虽有一定理由，但仔细分析原文，则知井穴被称为东方春，重点在"春"字，且东方的解释也并不局限于五行学说中属木，此处可以理解为阳气生发之处，井穴的部位都在指端或趾端，是脉气流经的起点，四方中东为始，四季中春为始，故用东方和春来比象井穴是讲得通的。

本难对井穴的论述，于后世有很大影响，如明杨继洲《针灸大成》卷五，就专门讨论井穴的名称、部位、主治病症和针灸之法。现在临床常用于急救和放血治疗。

关于十二经脉井穴名称，请参阅六十四难按语。

第六十四难

【提要】

本难以五行中阴阳刚柔的配合关系，来区别十二经脉的五输穴各穴的阴阳五行属性。

【原文】

六十四难曰：《十变》又言，阴井木，阳井金；阴荥火，阳荥水；阴俞土，阳俞木；阴经金，阳经火；阴合水，阳合土。阴阳皆不同，其意何也？

然：是刚柔之事[①]也。阴井乙木，阳井庚金。阳井庚，良者[②]，乙之刚也；阴井乙，乙者[③]，庚之柔也。乙为木，故言阴井木也；庚为金，故言阳井金也。余皆仿此[④]。

【语译】

六十四问：《十变》又说：阴经的井穴属木，阳经的井穴属金；阴经的荥穴属火，阳经的荥穴属水；阴经的腧穴属土，阳经的腧穴属木；阴经的经穴属金，阳经的经穴属火；阴经的合穴属水，阳经的合穴属土。阴经和阳经各俞穴所属的五行都

---

① 刚柔之事：即阴阳相合之事。十天干中，甲丙戊庚壬属阳为刚，乙丁己辛癸属阴为柔。甲与己合，乙与庚合，丙与辛合，丁与壬合，戊与癸合。参阅三十三难按语。

② 庚者：《集览》本无"庚"字，"者"字连上句。

③ 乙者：《集览》本无"乙"字，"者"字连上句。

④ 余皆仿此：《句解》作"余效此也"。按："余皆仿此"四字，全书仅此句例，疑此乃旁记字，传抄误入正文。

不相同，它的意义是什么呢？

答：这是有关阳刚阴柔互相配合的问题。阴经的井穴属于乙木，阳经的井穴属于庚金。阳经井穴配合庚金，庚金就是乙木的刚；阴经井穴配合乙木，乙木就是庚金的柔。乙是阴木，所以说阴经的井穴属木；庚是阳金，所以说阳经的井穴属金。其余各俞穴的阴阳刚柔配合，都可仿照这样的方法类推。

【按语】

有关十天干配属阴阳五行的问题，已在三十三难中作了解释。本难进一步以五行阴阳刚柔的配合关系，解释十二经脉中阴经和阳经的井、荥、俞、经、合各穴的五行属性。

根据五行相生的关系，阴经井穴配以乙木，依次相生，为了阴阳配合，再结合五行相克关系，阳经的井穴配以庚金，依次相克。详见下表：

	井	荥	腧	经	合
阳经	庚金	壬水	甲木	丙火	戊土
阴经	乙木	丁火	己土	辛金	癸水

根据上表可以看出，阴经和阳经之间，从天干阴阳相配而论，是以阳干配阴干，从五行相克来说，又是以阳经之行克阴经之行。其意义在于说明经脉和腧穴的正常关系，应阴阳相合，刚柔相济，即按照五行相克的规律，在十天干中虽会互相克制，但阳干和阴干相合，反会由相克而成为刚柔互济，只有同属阳干，才会相克。故本难又举阴井乙木，阳井庚金为例说明，因为阴经井穴为阴干乙木，阳经井穴为阳干庚金，以阳合阴，以刚济柔。所以说"庚者乙之刚"，"乙者庚之柔"。其余以此类推。

临床上应用这种理论，可以五输穴作为针治五脏六腑疾病的特殊穴位。例如井穴属木，凡与肝有关的疾病，可取用井

黄帝八十一难经

190

穴；荥穴属火，凡与心有关的疾病，可取用荥穴……。此外，还可以根据五行子母相生的关系来循经取穴，如肝经属木，肝经的荥穴"行间"属火，火为木所生，"行间"就是肝经的子穴；肝经合穴"曲泉"属水，木为水所生，"曲泉"就是肝经的母穴。临床按照"虚则补其母，实则泻其子"的原则，分别取用子母穴来治疗肝病的实证或虚证。原穴能治疗五脏六腑疾病的原因，从经络学说来看，还和原穴都是三焦之气运行和留止的气所密切相关（见六十六难）。三焦是原气的别使，原气即脐下肾间动气，三焦通行原气以达周身，能促进脏腑的功能；针刺原穴即可调整脏腑的活动，从而治疗疾病，故《灵枢·九针十二原》篇亦说："五脏有疾，当取之十二原。十二原者，五脏之所以禀三百六十五节气味也。"

　　本难未说明十二经五输穴的具体名称，现根据《灵枢·本输》和六十六难的内容，将其列表如下，以供参考。

十二经五输穴配合五行表

阴　　经					阳　　经					
穴名 经名	井 （木）	荥 （火）	腧 （土）	经 （金）	合 （水）	穴名 经名	井 （金）	荥 （水）	腧 （木）	原	经 （火）	合 （土）
肺 （金）	少商	鱼际	太渊	经渠	尺泽	大肠 （金）	商阳	二间	三间	合谷	阳溪	曲池
脾 （土）	隐白	大都	太白	商丘	阴陵泉	胃 （土）	厉兑	内庭	陷谷	冲阳	解溪	三里
心 （火）	少冲	少府	神门	灵道	少海	小肠 （火）	少泽	前谷	后溪	腕骨	阳谷	小海
肾 （水）	涌泉	然谷	太溪	复溜	阴谷	膀胱 （水）	至阴	通谷	束骨	京骨	昆仑	委中

心包(相火)	中冲	劳宫	大陵	间使	曲泽	三焦(相火)	关冲	腋门	中渚	阳池	支沟	天井
肝(木)	大敦	行间	太冲	中封	曲泉	胆(木)	窍阴	侠溪	临泣	丘墟	阳辅	阳陵泉

第六十五难

【提要】

本难论述五输穴中井穴、合穴出入与自然界气候相应的关系和意义。

【原文】

六十五难曰：经言所出①为井，所入②为合。其法奈何？

然：所出为井，井者，东方春也，万物之始生，故言所出为井也。所入为合，合者，北方冬也，阳气入③藏，故言所入为合也。

【语译】

六十五问：古代经典医著上说：经气所出的地方称为井穴，经气所深入的地方称为合穴，它是取法于什么来说的？

答：经气所出的地方称为井穴，井穴就好比日出的东方和欣欣向荣的春天，是万物开始萌芽生长的季节，所以说经气所出的地方称为井穴。经气所入的地方称为合穴，合穴就好像北方和冬天一样，是阳气闭藏的季节，所以说经气所入的地方称为合穴。

第六十五难

---

① 出：指经气从指、趾端开始发出。
② 入：《句解》作"伏"。
③ 入：指经气由近肘关节处向深部进入。

【按语】

　　本难提出的"所出为井"和六十三难"从井为始"的意义一样。文中讨论"所入为合"的时候突出"阳气入藏"的观点，值得重视。

黄帝八十一难经

第六十六难

【提要】

本难列举了十二经原穴的名称及其与三焦、脐下肾间动气、五脏六腑原气的关系。重点突出了原穴在治疗五脏六腑疾患中的作用。

【原文】

六十六难曰：经言肺之原出于太渊^①；心之原出于大陵^{②③}；肝之原出于太冲^④；脾之原出于太白^⑤；肾之原出于太溪^⑥；少阴之原出于兑骨^⑦；胆之原出于丘墟^⑧；胃之原

---

   ① 太渊：经穴名。位于掌后横纹上，桡动脉桡侧凹陷处。属手太阴肺经。

   ② 大陵：原为"太陵"。《灵枢·九针十二原》篇"太"作"大"。今据改。

   ③ 大陵：经穴名。位于腕横纹上，掌长肌腱与桡侧腕屈肌腱之间。属于厥阴心包经。

   ④ 太冲：经穴名。位于足背第一、二跖骨结合部前凹陷中。属足厥阴肝经。

   ⑤ 太白：经穴名。位于第一跖趾关节后缘赤白肉际处。属足太阴脾经。

   ⑥ 太溪：经穴名。位于足内踝与跟腱之间凹陷中。属足少阴肾经。

   ⑦ 兑骨："兑"通"锐"。掌后锐骨即尺骨小头。此处指神门穴，位于腕横纹上，尺侧腕屈肌腱的桡侧缘。属于少阴心经。

   ⑧ 丘墟：经穴名。位于外踝前下方，趾长伸肌腱外侧凹陷中。属足少阳胆经。

出于冲阳①；三焦之原出于阳池②；膀胱之原出于京骨③；大肠之原出于合谷④；小肠之原出于腕骨⑤。十二经皆以俞为原⑥者，何也？

然：五脏俞者，三焦之所行⑦，⑧气之所留止也。

三焦所行之俞为原者，何也？

然：齐下肾间动气⑨者，人之生命也，十二经之根本也，故名曰原。三焦者，原气之别使⑩也，主通⑪行三气，经历于⑫五脏六腑。原者，三焦之尊号⑬也，故所止辄为原。

---

① 冲阳：经穴名。位于足背最高点，动脉搏动处。属足阳明胃经。

② 阳池：经穴名。位于手背腕横纹中点，指总伸肌腱尺侧缘凹陷中。属手少阳三焦经。

③ 京骨：经穴名。位于足跗外侧，第五跖骨粗隆下，赤白肉际处。属足太阳膀胱经。

④ 合谷：经穴名。位于第一、二掌骨间，约当第二掌骨中点之桡侧缘处。属手阳明大肠经。

⑤ 腕骨：经穴名。位于腕前赤白肉际，三角骨的前缘。属手太阳小肠经。

⑥ 十二经皆以俞为原：这是一句笼统的话，因为十二经之中，只有六阴经是五输穴中的腧穴来代替原穴，而各阳经均分别另有一个原穴。

⑦ 三焦之所行：《太素·本输》杨注引《八十一难》"三焦"下无"之所"二字，"三焦行"三字连下为句。按，"之所"二字涉下误衍，应据删。

⑧ 五脏俞者，三焦之所行：此句不是单指五脏各腧穴而言，而是包括五脏六腑的各穴位而言，张寿颐注曰："三焦所行，盖言人上中下三部脉气之流行，非手少阳之三焦络经，故曰脐下动气，人之生命，十二经之根本。又谓三焦为原气之别使，主通行三气，岂非指上中下三部运行之气而何？此必不可误以为三焦之手少阳经者。伯仁《本义》颇能悟得此旨。"

⑨ 齐下肾间动气：《太素·本输》杨注"脐下"无"肾间"二字。

⑩ 原气之别使：别使，别行之使道。即指三焦别有使道以引导原气，达于上中下周身。

⑪ 通：《太素·本输》杨注无此字。

⑫ 经历于：《太素》杨注"历于"作"营"。

⑬ 号：《太素》杨注作"称"。

黄帝八十一难经

五脏六腑之有病者，皆①取其原也。

【语译】

六十六问：古代经典医著上说：手太阴肺经的原穴在太渊；手厥阴心包经的原穴在大陵；足厥阴肝经的原穴在太冲；足太阴脾经的原穴在太白；足少阴肾经的原穴在太溪；手少阴心经的原穴在神门；足少阳胆经的原穴在丘墟；足阳明胃经的原穴在冲阳；手少阳三焦经的原穴在阳池；足太阳膀胱经的原穴在京骨；手阳明大肠经的原穴在合谷；手少阳小肠经的原穴在腕骨。手足阴阳十二经把这些腧穴作为原穴，是什么道理呢？

答：五脏各经脉的腧穴，是三焦之气运行和停止的地方。

三焦之气所运行到的腧穴，称为原穴，这是什么道理呢？

答：因为脐下的肾间动气，是人体维持生命的动力，也是十二经的根本，所以把它称为原气。三焦，是原气的别支，运送原气的使者，主要有沟通和运行上、中、下三焦之气的功能，并运行于五脏六腑。原，是对三焦的一种尊称，所以把三焦之气运行停留的穴位称为原穴。有了疾病的五脏六腑都可取用各经脉的原穴进行治疗。

【按语】

本难"十二经皆以俞为原"的提法欠妥。十二经中只有五脏阴经以俞为原，六腑阳经则是俞和原分别为两穴。

文中又提出"五脏俞者，三焦之所行，气之所留止也"，此说法亦欠妥。因为根据下文"三焦者，原气之别使也，主通行三气，经历于五脏六腑。原者，三焦之尊号也。故所止辄为原"，说明三焦之所行，不仅为五脏俞，而且也应包括六腑阳

---

① 皆：《难经集注》无。按：据虞注，有"皆"字是。

经之穴在内。

三焦和原穴的关系，本书六十四难按语已有论述，本难实际把六十二难"三焦行于诸阳，故置一腧，名曰原"的意义，作了更进一步的解释。这对于后世在针灸疗法中重视三焦的气化范围，重视原穴的作用，都有很大的启发。

有关三焦问题的论述，本书除本难之外，还有八难、二十三难、二十五难、三十一难、三十八难、三十九难、六十二难。现综合各难内容，将其归纳如下：

1. 手少阳三焦经是十二经脉之一。气血在周身环流时，由手厥阴心包经注手少阳三焦经，再由此注入足少阳胆经。手少阳三焦经的原穴出于阳池（见二十三难和本难文）。

2. 三焦虽为六腑之一，但它不是一个独立的实质脏器，故"有名而无形"。但也有持不同见解者，如虞抟《医学正传》谓三焦"其体有脂膜，在腔子之内"。唐容川《血证论》称三焦"即人身上下内外关联之油膜"。我们认识，所谓无形，指三焦分胸腹腔为上中下三部，概括了其中某些脏腑及其部分功能，并不是一个独立的脏器而言。同时，它又不像其他五腑那样分属五脏，所以又被称为"外腑"。（见二十五难、三十一难、三十八难、三十九难文）

3. 三焦虽称"无形"，但亦有名称和部位，上中下三焦各有范围。本难提出"三焦者，原气之别使也。主通行三气，经历于五脏六腑"，可见其气化范围之广泛。三焦又是水谷之通络，有受纳、腐熟、分清别浊、传导而出的运化过程，化生精气以供全身。故三焦又为"气之所终始"，主持诸气（见三十一难、三十八难文）。

4. 三焦所行之气，其所留止之处，为十二经原穴。它是原气之别使，接受了脐下的肾间动气，亦称生气之原、呼吸之门、导邪之神，所以是十二经、五脏六腑之根本，人之生命所系（见八难、六十二难和本难文）。

第六十七难

【提要】

本难讨论五脏经脉的募穴和（背）俞穴在部位上的阴阳属性，并从阴病行阳、阳病行阴的机转，以说明针刺这些穴位所以有效的意义。

【原文】

六十七难曰：五脏①募②皆在③阴，而俞④皆⑤在阳者，何谓也？

然：阴病行阳，阳病行阴。故令募在阴，俞在阳。

【语译】

六十七问：五脏的募穴，都在阴面的胸腹部，而五脏的俞穴，都在阳面的腰背部，这应该怎样解释呢？

答：内脏或阴经的病气，常出行于阳分的俞穴；体表或阳经的病气，常入行于阴分的募穴。所以募穴都在阴面的胸腹部，俞穴都在阳面的腰背部。

---

① 五脏：孙鼎宜曰："五当作腑，声误。"徐大椿曰："疑'五脏'下当有'六腑'二字。"

② 五脏募：指位于胸腹部的五脏募穴（具体名称见后按语），为脏腑经气聚集的地方。

③ 在：原为"有"。误。今据《灉樱》、《佚存》、《句解》、《本义》诸本改。

④ 五脏俞：指位于腰背部的五脏俞穴（具体名称见后按语），为脏腑经气由此转输的地方。

⑤ 皆：原无。募皆在阴，俞皆在阳，上下对文，今据《句解》补。

【按语】

　　俞为腧和输的本字，其意义有四个：一是所有穴位的名称；二是指十二经在肘膝以下的特定穴位，如五输穴；三是指五输穴中的俞穴；四是指背俞穴。本难所述的"俞"，即是指背俞穴而言。脏腑俞穴均在腰背部，背为阳，故曰"俞皆在阳"；脏腑募穴均在胸腹部，腹为阴，故言"募皆在阴"。俞穴、募穴的位置，不一定在本经循行线上而集中于背部和腹部，其主要原因是由于背腹部更接近于五脏六腑，与内脏有更为直接的联系。所以说俞穴和募穴既是脏腑经络之气转输和汇集的枢纽，又是内脏和体表病邪出入的处所。在生理上，经气可以由阴行阳，也可以由阳行阴，阴阳互通，维持相对平衡；在病理上，内脏或阴经的疾病，其邪常可由阴而出于阳分的俞穴，体表或阳经的疾病，其邪也可由阳而入于阴分的募穴，即文中所说"阴病行阳，阳病行阴"。

　　本难内容仅提及五脏俞募而未说及六腑募俞，也没有具体说明穴位的名称。《甲乙经》和《千金翼方》、《铜人针灸图经》均记载有脏腑背俞穴和募穴的名称及部位，列表如下：

募穴俞穴名称表

脏腑	肝	心	脾	肺	肾	大肠	小肠	三焦	胆	胃	膀胱
俞穴	肝俞	心俞	脾俞	肺俞	肾俞	大肠俞	小肠俞	三焦俞	胆俞	胃俞	膀胱俞
募穴	期门	巨阙	章门	中府	京门	天枢	关元	石门	日月	中脘	中极

第六十八难

【提要】

本难陈述了十二经脉中井、荥、俞、经、合五输穴经气流注的概况和主治的病证。

【原文】

六十八难曰：五脏六腑，皆①有井荥俞经合，皆何所主？

然：经言所出为井②，所流为荥，③④ 所注为俞，⑤ 所行为经，⑥ 所入为合⑦。井主心下满，荥主身热，俞主体重节痛，经主喘咳寒热，合主逆气而泄。此五脏六腑⑧井荥俞经合所主病也。

【语译】

六十八问：五脏六腑的经脉，都有井、荥、俞、经、合穴，这些穴位是主治什么病证呢？

---

① 皆：《难经集注》作"各"。

② 所出为井：井为水之源。以此比喻井穴乃经气发出之处。

③ 五脏六腑：《难经集注》"六腑"下有"其"字，连下读。

④ 所流为荥：荥为小水流。以此比喻流过荥穴的经气很微弱。

⑤ 所注为俞：注，流入。俞，通输，转输的意思。以此比喻俞穴的经气渐盛，如水流入转输到他处。

⑥ 所行为经：行，流通。以此比喻经穴的经气旺盛，如河水一样流通向前。

⑦ 所入为合：由浅入深为入。合，会合。以此比喻经气从合穴深入，如百川会合于大海。

⑧ 五脏六腑：《难经集注》"六腑"下有"其"字，连下读。

答：古代经典医著上说：经气所出的地方，称为井穴；经气所流的地方，称为荥穴；经气所注的地方，称为俞穴；经气所行的地方，称为经穴；经气所入的地方，称为合穴。井穴主治心下的胀满；荥穴主治身体发热；俞穴主治身体困重，关节疼痛；经穴主治气喘、咳嗽、怕冷、发热；合穴主治气逆和下泄。这些就是五脏六腑十二经脉的井、荥、俞、经、合各穴所主治的病证。

【按语】

本难以水的流行作比喻，具体说明了人身营卫气血在经脉的五输穴内运行流注的概况。这与六十三难、六十五难以春、冬来比喻井穴、合穴，比类取象的用意是一致的，因而可以互参。

本难所述五输穴的主治病证，均结合了五行理论来加以说明。如井穴属木，与肝相关，肝经的分布自足上行，贯膈布胁肋，故"心下痞满"（胸胁以下痞积胀满）取井穴治疗；荥穴属火，与心相关，火为热病，故"身热"取荥穴治疗；俞穴属土，与脾相关，脾主肌肉、四肢，故"体重节痛"取俞穴治疗；经穴属金，与肺相关，肺主皮毛，司呼吸，故"喘咳寒热"经穴主之；合穴属水，与肾相关，肾间动气为元气之根本，故"气逆外泄"证取合穴治疗。

在临床实际中，五输穴的治疗作用远不止此，如七十四难又谈到根据四时季节变异及邪在不同脏腑而分别五输，《灵枢》还论及根据病变情况来分刺五输："病在脏者取之井，病变于色者取之荥，病时间甚者取之俞，病变于音者取之经……以饮食得病者取之合。"《素问·水热穴论》篇记载了针刺五输穴的不同作用："取井以下阴逆"、"取荥以实阳气"、"取俞以泻阴邪"、"取合以虚阳邪。"可见五输穴的治疗作用是多方面的，所以《难经本义》引谢氏曰："此举五脏之病各一端为例，余病可以类推而互取也。不言六腑者，举脏足以该之。"

第六十九难

【提要】

本难讨论针刺补虚泻实的治疗方法。提出"虚者补其母，实者泻其子，不实不虚，以经取之"的治疗原则。

【原文】

六十九难曰：经言虚者补之，实者泻之，不实不虚，① 以经取之。何谓也？

然：虚者补其母，② 实者泻其子，③ 当先补之，然后泻之。④ 不实不虚，以经取之者，是正经自生病，⑤⑥ 不中他邪也，当自取其经，故言以经取之。

【语译】

六十九问：古代经典医著上说：虚证用补法治疗，实证用

① 不实不虚：《句解》、《本义》、《集览》本并作"不虚不实"。《太素·经脉之一》杨注引八十一难"实"作"盛"。

② 虚者补其母：按照五行学说"母能令子虚"的理论，对某脏（经）的虚证，采用补其母脏（经）或母穴的方法进行治疗。

③ 实者泻其子：按照五行学说"子能令母实"的理论，对某脏（经）的实证，采用泻其子脏（经）或子穴的方法进行治疗。

④ 当先补之，然后泻之：《本义·缺误总类》："八字疑衍。"滑寿注曰："先补后泻，即后篇阳气不足，阴气有余，当先补其阳而后泻其阴之意。然于此，义不通，非缺误即衍文也。"供参考。

⑤ 正经自生病：《太素·经脉之一》杨注引无"生"字。按："生"字衍。应据本书四十九难"是正经之自病"句例改。

⑥ 正经自生病：指本经的原发病，而不是受他经虚实影响所致的疾病。

泻法治疗，不实不虚的病证，本经穴治疗，这是什么道理呢？

答：凡是虚证应该补它所属的母经或母穴；凡是实证应该泻它所属的子经或子穴。在治疗步骤上应当先用补法，然后用泻法。至于不实不虚的病证，用本经腧穴治疗，这是本经自生的病，不是受了它经病邪的影响，应当取其自病的经脉腧穴，所以古代经典医著上说用本经腧穴治疗。

【按语】

"虚则补其母，实则泻其子"的治疗原则在针灸治疗中运用时，一般有两种方法。一是根据经脉所属脏腑的五行关系进行补泻。持此观点的如徐大椿："母，生我之经。如肝实泻心经也，子气衰则食其母益甚。"具体运用如肺经气虚，肺属金，土为金之母，取脾经穴位或脾经俞穴太白。肺经气实，水为金之子，取肾经穴位或肾经合穴阴谷。二是根据本经井、荥、俞、经、合五输穴的五行关系（参考六十四难）进行补泻。持此观点的如丁德用："此经先立井、荥、俞、经、合，配象五行，即以十二经中各有子母递相生养，然后用针补泻之法也。"具体应用如肺经气虚，肺为金，本经俞穴太渊属土，土为金之母，取太渊穴为补其母，肺经气实，本经合穴尺泽属水，水为金之子，取尺泽穴为泻其子。本难所云当为虚则补其母经，实则泻其子经的方法。

对于"不实不虚，以经取之"，乃指本经自发之病，治时不必在其他经脉上补母或泻子，只要按照病的虚实，取本经的腧穴进行补泻治疗，就可以达到治疗的目的。

第七十难

【提要】

本难讨论四时的不同针刺方法，并按阴阳的属性说明病有浮沉、刺有浅深的道理。

【原文】

七十难曰：春夏①刺浅，秋冬刺深者，何谓也？

然：春夏者，阳气在上，人气亦在上，故当浅取之；秋冬者，阳气在下，人气亦在下，故当深取之。

春夏必致一阴②，秋冬必致一阳③者，何谓也？

然：春夏温，必致一阴④者，初下针，沉之⑤至肾肝之部，得气，引持之阴也。秋冬寒，必致一阳⑥者，初内针，

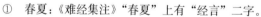

① 春夏：《难经集注》"春夏"上有"经言"二字。

② 必致一阴　必致一阳："必"原作"各"，《古本难经阐注》、《难经章句》、《难经会通》等诸本均为"必"。本难下文答语，亦作"必"，故据改。

③ 必致一阴　必致一阳："必"原作"各"，《古本难经阐注》、《难经章句》、《难经会通》等诸本均为"必"。本难下文答语，亦作"必"，故据改。

④ 必致一阴：致，引导。滕万卿释："方刺之初，先深下之在筋骨之部，窥针下所动之气，乃引浮之，留在浅处，而后行针灸之，此所谓春夏致一阴之法，而其治长在浅处。盖春夏阳气升浮之时，故人气亦提举以从其道焉。"

⑤ 沉之：《难经古义》"沉之"上有"深而"二字。与后文"浅而浮之"文义相对，应据补。

⑥ 必致一阳：滕万卿释："其刺之初，先浅内之在皮肤之分，针下得气，渐推下之，留在深处，而后行针久之，此所谓秋冬致一阳之法，而其治长在深处。盖秋冬阳气降沉之时，故人气亦重坠以从之耳。"

浅而浮之至心肺之部，得气，推内之阳也。是谓春夏必致一阴，秋冬必致一阳。

【语译】

七十问：春夏的时候针刺宜浅，秋冬的时候针刺宜深，这是什么道理呢？

答：春夏两季，自然界的阳气向上，人身的阳气也浮现在肌肤的浅层，所以应该采用浅刺的方法；秋冬两季，自然界的阳气沉伏于下，人身的阳气，也匿藏在筋骨的深层，所以应该采用深刺的方法。

春夏两季需要各引一阴之气，秋冬两季需要各引一阳之气，这又是什么道理呢？

答：春夏气候温暖，必须引导一阴之气，就是在开始下针时，要深刺到肝肾所主的筋骨部分，待得气后，再将针提举，以引肝肾的阴气上达阳分。秋冬气候寒凉，必须引导一阳之气就是在开始进针时，要浅刺心肺所主的血脉与皮肤部分，待得气后，再将针插进，以推送心肺的阳气深达阴分。这就是所谓春夏必须引导一阴之气，秋冬必须引导一阳之气的针法。

【按语】

本难阐明了人体的经气运行应随着多变的自然界气候有升降、内外、出入的变化，因此针刺治疗也应当与之相应，春夏阳气升浮则浅刺，秋冬阳气潜藏则深刺。这种针刺手法与《素问·四气调神大论》篇"春夏养阳，秋冬养阴"、《素问·阴阳应象大论》"从阴引阳，从阳引阴"的精神是一致的，是中医学人与自然为统一整体的观点在针刺治疗方面的具体体现。

第七十一难

【提要】

本难介绍针刺荣卫病变的手法。

【原文】

七十一难曰：经言刺荣无①②伤卫，刺卫无③伤荣。何谓也？

然：针阳者，卧针而刺④之；刺⑤阴者，先以左手摄按⑥⑦所针荣俞之处，气散⑧乃内针。是谓刺荣无伤卫，刺卫无伤荣也。

【语译】

七十一问：古代经典医著上说：刺营不可伤卫，刺卫不可伤营，这说的是什么意思呢？

答：针刺属阳分的卫气，应该用横针浅刺的手法；针刺属阴分的营气，应该先用左手持按所要针刺的穴位，使局部的卫

① 无：《太平圣惠方》卷七十九"无"字下有"于"字。
② 无：通"毋"，不要、禁止的意思。
③ 无：《太平圣惠方》卷七十九"无"字下有"于"字。
④ 卧针而刺：即沿皮刺，又称横刺。
⑤ 刺：《圣济总录》卷一百九十一"经脉统论"引"刺"作"针"字，与上"针阳者"一致，应据改。
⑥ 摄按：《太平圣惠方》卷九十九"摄"作"捻"。
⑦ 摄按：七十八难"摄"作"厌"，同有持的意思，即牵曳引持。按，按摩。摄按，指在腧穴部位用手指按摩，使卫气散开。
⑧ 气散：《太平圣惠方》"气"上有"候"字，应据补。

气散开，然后进针。这就是所谓刺营不可伤卫，刺卫不可伤营的针法。

【按语】

　　本难所论针刺营卫病变的手法，旨在说明进针的深浅，必须根据疾病的具体情况而定。卫属阳，部位浅；营属阴，部位深。故卫病应沿皮浅刺，以免损伤营气；营病则要先摄按应针的穴位，使卫气散开，然后深刺，以免损伤卫气。这种手法亦见于《内经》。如《灵枢·刺节真部》篇有："用针者，必先察其经络之实虚，切而循之，按而弹之，视其应动者，乃后取之而下之。"《素问·离合真邪论》亦云："有不足者补之……必先扪而循之，切而散之，推而按之，弹而怒之，抓而下之，通而取之，外引其门，以闭其神。"凡此均属催动经气的辅助手法，可互相参考。

第七十二难

【提要】

本难介绍迎随补泻以调经气的针刺手法。

【原文】

七十二难曰：经言能知迎随①之气，可令调之；调气之方，必在②阴阳。何谓也？

然：所谓迎随者，知③荣卫之流行，经脉之往来也。随其逆顺而取之，故曰迎随。调气之方，必在阴阳者，知其内外表里，随其阴阳而调之，故曰调气之方，必在阴阳。

【语译】

七十二问：古代经典医著上说：能够知道针刺手法上的迎随经脉之气，可以使经脉之气得到调和。而调气的方法，必须先行调和阴阳，这应怎样解释呢？

答：所谓迎随，就是要知道营卫之气在经脉中的流通运行，各经脉往来行走的方向，随着它循行的逆顺方向，或逆取，或顺取，所以叫做迎随。所谓调气的方法，必须首先调和阴阳，也就是先要懂得人体在内外表里的相互关系，随着它的阴阳偏盛偏虚进行调治。所以说调气的方法，必须首先

① 迎随：逆顺而取，迎随为针刺手法。迎着经脉之气运行的方向进行针刺，叫做迎，亦叫逆取；随着经脉之气运行的方向进行针刺，叫做随，又叫顺取。其他说法见按语。

② 在：《灵枢·终始》作"通"。

③ 知：《本义》本作"以"。

调和阴阳。

【按语】

本难所述与《灵枢·终始》篇"阳受气于四末，阴受气于五脏。故泻者迎之，补者随之。知迎知随，气可令和。"和"气之方，必通阴阳"的意思相近，指按十二经脉之气的走行方向采取随以补虚，迎以泻实的行刺方法。

对于迎随补泻针法的具体运用，历代医家理解不一。主要有：①经气始至时进针为迎，经气走时进针为随。如丁德用："凡气始至而用针取之，名曰迎而夺之，其气流注终而内针，出而扪其穴，名曰随而济之。"②泻其子为迎，补其母为随。如楼英曰："泻子为迎而夺之，补母为随而济之。"③吸气进针、呼气出针为迎，呼气进针、吸气出针为随。如丁德用曰："泳面呼吸出纳其针，亦曰迎随也。"④以疾病阴阳、营卫昼夜运行之逆顺以分迎随。如《难经集注》杨曰："迎者逆也，随者顺也。谓卫气逆行，荣气顺行。病在阳，必候荣卫行至于阳分而刺之；病在阴，必候荣卫行至于阴分而刺之。是迎随之意也。"⑤以三阴经三阳经走向与针头方向相逆为迎，相顺为随。如张世贤曰："凡欲泻者，用针芒朝其经脉所来之处……乃逆其针以奇其气，是谓之迎；凡欲补者，用针芒朝其经脉所去之路……乃顺其针以济其气，是谓之随。"此外，还有以经气流注脏腑时辰进针而定迎随；有以针体捻转方向定迎随；有以进出针的疾徐来定迎随。即使本书，迎随意思也不相同：本难以荣卫流行经脉往来之逆顺来分迎随，而七十九难则言补母泻子分迎随。由此可见，迎随的意义实际应理解为补泻手法的总称，具体运用则按实际情况灵活掌握。

第七十三难

【提要】

本难讨论刺荥泻井法的原理。

【原文】

七十三难曰：诸井者，肌肉浅薄，气少，不足使①也，刺之奈何？

然：诸井者，木也；荥者，火也。火者，木之子，当刺井者，以荥泻之。故②经言补者不可以为泻，泻者不可以为补。此之谓也。③

【语译】

七十三问：各井穴都在肌肉浅薄的部位，经气微少，不便使用泻法，如果需要用泻法时，应怎样来针刺呢？

答：五脏的各个井穴，都是属木，各个荥穴，都是属火。火，是木之子，当需要采用泄法针刺井穴时，可以改用荥穴施行泻法。因此古代经典医著上说，当用补法的，不可妄行泻法；当用泻法的，也不可妄行补法。说的就是这个道理。

【按语】

原文"故经言"下二十一字与上文文意不属。《难经经释》

---

① 不足使：不便于使用泻法之意。
② 故：叶霖曰："'泻之'之下，'故'之上该有论补母之法，故以此二句总结之。否则，文义不属，此中或有缺简。"
③ 此之谓也：《句解》无"此之谓"三字，"也"字连上句。

徐大椿曰："故字上当有阙文，必有论补母之法一段，故以此二句总结之，否则不成文理矣。"供参考。

　　有关子母补泻之法，或从本经井、荣、俞、经、合的五行关系，或从十二经所属脏腑的五行关系。本难所论即指前一种方法。至于井穴不宜施行泻法之说过于偏执，《内经》中针刺井穴的泻法不乏其例。如《灵枢·热病》："气满胸中，喘息，取足太阴大指之端，去瓜甲如薤叶。"即为热病实喘而泻足太阴井穴隐白。又云："喉痹舌卷，口中干，烦心，心痛，臂内廉痛，不可及头，取手小指次指爪甲下，去端如韭叶。"即为热病入心经而泻手太阳井穴少泽。临床治疗热病及中暑急救，常用刺井出血以泻邪热之法，疗效较好，亦为实例。故以荣代井之说不可拘泥。

第七十四难

【提要】

本难讨论五脏有病时，根据四时的季节不同来针刺五输穴的取穴方法。并举肝病为例来说明之。

【原文】

七十四难曰：经言春刺井①，夏刺荥，季夏刺俞，秋刺经，冬刺合者，何谓也？

然：春刺井者，邪在肝；夏刺荥者，邪在心；季夏刺俞者，邪在脾；秋刺经者，邪在肺；冬刺合者，邪在肾。

其肝、心、脾、肺、肾，而系于春、夏、秋、冬者，何也？

然：五脏一病，辄有五者②。假令肝病：色青者肝也，臭臊③者肝也，喜酸者肝也，喜呼者肝也，喜泣者肝也。其病众多，不可尽言也。四时有数，而并系于春夏秋冬者也。针之要妙，在于秋毫④者也。

---

① 春刺井：丁锦曰："春夏秋冬之刺井荥俞经合，非必春刺井。其邪在肝者，刺井也。井，属木，春也。故云春刺井也，余脏皆然。"

② 五者：原作"五色"。《难经集注》作"五也"。《句解》作"五者"。丁注："五脏一病，辄有五者，谓五声、五色、五味、五液、五臭。"今据《句解》丁注改。

③ 臭臊：原为"臊臭"。《太屋局诸科程文》卷六大义第三道引作"臭臊"。按：律以上文"色青"，此处当为"臭臊"，臭作五臭之臭解，今据改。

④ 秋毫：秋季以后鸟兽长出的纤细之毛。用以比喻事物的精微难察，针法要妙精微。

　　七十四问：古代经典医著说：春天适宜刺井穴，夏天适宜刺荥穴，季夏适宜刺腧穴，秋天适宜刺经穴，冬天适宜刺合穴，这是什么道理呢？

　　答：春天刺井穴，是因为病邪常在肝；夏天刺荥穴，是因为病邪常在心；季夏刺俞穴，是因为病邪常在脾；秋天刺经穴，是因为病邪常在肺；冬天刺合穴，是因为病邪常在肾。

　　像这样把肝、心、脾、肺、肾五脏分别联系于春夏秋冬，是什么道理呢？

　　答：五脏中的任何一脏发生病变，往往随着它的相应季节有五色、五臭、五味、五声、五液方面的相应表现。假若肝脏发生疾病，会出现面部青色这种肝病症状，嗅觉上有臊气这种肝病症状，喜食酸味这种肝病症状，常发生呼叫声这种肝病症状，时时流泪这种肝病症状。五脏的疾病症状多种多样，不可能一时说得完。一年四季都有一定的时令气候，而井、荥、俞、经、合都与春、夏、秋、冬的四季时令气候有所联系。针刺的重要精妙之处，就在于掌握好这些微细的变化。

【按语】

　　本难问答之词，不能相互对应。滑氏认为："详此篇文义，似有缺误"，可供参考。

　　另外关于五脏和五色的关系，可参阅本书四难、四十八难。

第七十五难

【提要】

本难按五行生克的关系来探讨五脏虚实的治疗规律。并举肝实肺虚证而用泻火补水之法治疗为例说明之。

【原文】

七十五难曰：经言东方实，西方虚，泻南方，补北方，何谓也？

然：金木水火土，当更①相平。② 东方木也，西方金也。③ 木欲实，金当平之；火欲实，水当平之；土欲实，木当平之；金欲实，火当平之；水欲实，土当平之。东方④肝也，则知肝实；西方肺也，⑤ 则知肺虚。泻南方火，补北方水。⑥ 南方火⑦，火者木之子也；北方水⑧，水者木之母也。

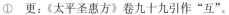

① 更：《太平圣惠方》卷九十九引作"互"。

② 当更相平：更，更递。平，去其有余，即制约。当更相平，指金木水火土应递相制约，以保持相对平衡状态。

③ 西方金也：《太素·经脉之一》杨注引八十一难无此四字。

④ 东方：《太素》杨注引"东方"下有"者"字。

⑤ 则知肝实；西方肺也：《太素》杨注引"则知"八字作"肝实"二字，并连下读。

⑥ 泻南方火，补北方水：《太素》杨注引《太平圣惠方》卷九十九并无"火"、"水"二字。按："火"、"水"二字涉下衍，应据《太素》、《太平圣惠方》删。

⑦ 南方火：按："火"字涉下衍，"南方"应属下读。应据《太素》杨注引删。

⑧ 北方水：按："水"字涉下衍。"北方"应属下读。应据《太素》杨注引删。

215

第七十五难

水胜火，子能令母实，^① 母能令子虚，^② 故泻火补水，欲令金不得平木^③也。经曰：不能治其虚，何问其余。此之谓也。

【语译】

七十五问：古代经典医著上说：属东方的脏偏实，属西方的脏偏虚，采用对属南方的一脏施行泻法，对属北方的一脏施行补法，这是什么道理呢？

答：五行之中的金、木、水、火、土之间，应当保持平衡协调的关系。东方属于木，西方属于金，如果木将偏盛，应由金来克它求得平衡；火将偏盛，应由水来克它求得平衡；土将偏盛，应由木来克它求得平衡；金将偏盛，应由火来克它求得平衡；水将偏盛，应由土来克它求得平衡。东方属肝，东方的脏偏实，就是指肝脏偏盛；西方属肺，西方的脏偏虚，就是指肺脏偏虚。治疗时采用泻南方属火的心脏，补北方属水的肾脏，因为南方属火，火是木之子；北方属水，水是木之母。水能胜火，补子脏可以使母脏的脏气充实，泻母脏可以使子脏的

① 子能令母实：子脏能使母脏之气得到充实。原文举"火者木之子也"为例。火（子）盛，因不食木（母）之气而使木亦实，又因火盛克金，金虚不能克木而使木实，故火盛则木实。假令母实而令其虚，可以泻其子（南方火）。余类推。

② 母能令子虚：母脏能使子脏之气趋于虚衰。原文举"水者木之母也"为例。水（母）克火而使火衰，因火衰食木（子）之气而使木虚，又因火衰不能制金，金盛克木亦使木虚。故补水（母）能使木（子）虚。

③ 欲令金不得平木：《太素》杨注引"金"下有"去"字，"平"作"干"。《难经集注》"得"作"能"。《难经本义》云："'不'字疑衍。"此说可参。又《集解》引孙一奎曰："'不'字非衍，不经以金平木，故有泻火补水之治。观越人谓'金木水火土，当更相平'，'更'字与'不'字，乃一篇之大关键也。"《针灸大成》卷四杨继洲亦曰："泻火补水而旁治之，不得经以金子木。"可见"不"字不作衍文亦通。

脏气衰减。所以泻南方心火和补北方肾水，就是要使肺金能制约肝木而得其平。古代经典医著上说的，不能掌握治虚证的法则，怎样还谈得上掌握治疗其他疾症的法则呢？说的就是这个意思。

【按语】

《素问·六微旨大论》篇云："亢乃害，承乃制。"说明五行之间存在着相互制约，以保持相对平衡的关系，如发生亢害，则须承制。人体五脏也是如此，当一方面太过或不足时，就会使整体的平衡被打乱。纠正的办法，既可对太过或不足的某经某脏补虚或泻实，采用"虚则补之，实则泻之"之法，又可利用五行生克规律，间接通过对其他经或脏进行补泻以调整。本难就是根据五行这一理论，举肝实肺虚证为例，采用泻心火补肾水之法纠正治疗之。六十九难曾云："虚者补其母，实则泻其子。"本难与之有所不同。"肝实泻之"和"实则泻其子"一样，肺虚按"虚者补其母"应补脾，此处却为补肾。这是因为本难所论的为心肝之火有余，肺肾之阴不足之证。泻火补水乃是损其有余，补其不足，协调阴阳之法，可以理解为子虚母亦虚，故不用培土的补母法，而用益水的补子法，方法虽不一样，仍不离我生、生我的五行相生关系。《难经本义》谓寿赞曰："此越人之妙，一举而两得之者也。且泻火，一则夺木之气，一则去金之克；补水，一则以益金之气，一则以制火之光；若补土，则一于助金而已，不可施于两用。"

原文最后引"经曰不能治其虚，何问其余"一句，突出在泻火补水治则中，尤其强调补虚的重要性，这对后世和临床均有重要的启发和指导作用。

第七十五难

第七十六难

【提要】

本难论述了"从卫取气，从荣置气"的针刺补泻方法和阴阳补泻的先后步骤。提出在调治阴阳之气有余或不足时，应先补后泻的治疗原则。

【原文】

七十六难曰：何谓补泻？当补之时，何所取气？当泻之时，何所置气？

然：当补之时，从卫取气；^① 当泻之时，从荣置气。^②其阳气不足，阴气有余，当先补其阳，而后泻其阴；阴气不足，阳气有余，当先补其阴，而后泻其阳。荣卫通行，此其要也。

【语译】

七十六问：什么叫做补泻？当用补法的时候，从哪里取气？当用泻法的时候，又从哪里散气？

---

① 从卫取气：气，泛指经气。卫行脉外而浅，故引申为针刺深度较浅。从卫取气即针时卧针浅刺，得气（行针后产生酸、麻、重、胀的感觉）后推向深处，以收敛流散之气，称为补法。滕万卿曰："所谓从胃取气者，浅留其针，得气因推下之，使其浮散之气，取入脉中，是补之也。"

② 从荣置气：荣行脉中较深，故引申为针刺部位较深。置，弃置，此处为放散之意。从荣置气即针时直针深刺，得气后引向浅处，以放散积滞之气，称为泻法。滕万卿曰："从荣置气者，深而留之，得气因引持之，使脉中之气散置于外，是泻之也。"

答：当用补法的时候，可在卫分得正气，当用泻法的时候，可在营分散邪气。若阳气不足，阴气有余，应当先补它的阳气，然后再泻它的阴分之气；若阴气不足，阳气有余，应当先补它的阴分正气，然后再泻它的阳之邪气，使营卫之气都能正常流行。这就是施行针刺补泻的重要法则。

【按语】

本难与《灵枢·终始》"阴盛而阳虚，先补其阳，后泻其阴而和之；阴虚而阳盛，先补其阴，后泻其阳而和之"的精神是一致的。人体的阴阳消长、偏盛偏衰是引起疾病的重要原因。治疗时即应补其不足，泻其有余，以维持阴阳的相对平衡。至于补、泻的先后，当根据具体情况，分别标本主次来，灵活地掌握和运用，不可执一而论。

第七十七难

【提要】

本难讨论中医学的预防思想。提出"上工治未病",以突出预防医学的重要性。文中以见肝之病先实脾气为例,说明治病中应掌握疾病的传变规律。

【原文】

七十七难曰:经言上工治未病,中工治已病者,何谓①也?

然:所谓治未病者,见肝之病,则知肝当传之与②脾,故先实其脾气,无令得③受肝之邪④,故曰治未病焉。中工者⑤,见肝之病,不晓相传⑥,但⑦一心治肝,故曰治已病也。

【语译】

七十七问:古代经典医著上说:技术上等的医生能预防还未发作的病,技术中等的医生只能治疗已发作的病,这怎么理解呢?

---

① 谓:《类说》卷三十七引难经无。
② 之与:《类说》引作"于"。
③ 得:《类说》引作"脾"。
④ 无令得受肝之邪:不让其受到肝脏病邪的侵犯。
⑤ 中工者:《难经集注》"中工"下有"治已病"三字。
⑥ 不晓相传:不懂得肝病传脾的规律。
⑦ 但:《类说》引"但"作"且"。

答：所谓治未病，指的是看到肝脏有了病变，就会知道肝脏的病邪往往会传给脾脏，因此预先充实脾土之气，不叫它遭受肝邪的侵犯，所以说，上等的医生能预防还未发作的病。所谓中等技术的医生治病，就是见到肝脏发生疾病，不懂得相互传变的道理，只是一味地专治肝病，所以说技术中等的医生只能治疗已发作的病。

【按语】

祖国古代医籍中记载有丰富的预防医学思想。主要体现在两个方面：①未病时预防疾病。如《素问·四令调神大论》："不治已病治未病。"要求人们适应自然环境，增强抗病能力，防止疾病发生。②发生疾病以后，掌握疾病的传变规律，防止其发展、恶化。本难所述，即包含了这两方面的内容。"肝当传之于脾"，是举肝病为例，根据五行相乘理论，对五脏疾病的可能传变进行预测，治肝之时即考虑到"先实其脾气"而防止肝邪犯脾，这一观点在治疗学上有积极意义。当然，临床中不一定限于五行乘侮之说，还应根据脏腑学说和实际的疾病传变规律来指导实践。

第七十八难

【提要】

本难叙述了针刺补泻的具体手法，强调针刺得气的重要性。

【原文】

七十八难曰：针有补泻，何谓也？

然：补泻之法，非必呼吸出内针①也。知②为针者，信其左；③ 不知为针者，信其右。④ 当刺之时，先⑤以左手厌⑥按⑦所针荥俞之处，弹而努⑧之，⑨ 爪而下之，⑩ 其气之来，如动脉之状，顺针而刺之。得气因⑪推而内之，是谓补；动

---

① 呼吸出内针：是针刺补泻法的一种，又叫呼吸补泻法。呼气时进针，吸气时出针为补法，反之为泻法。

② 知：《难经集注》上有"然"字，为衍文。

③④ 信其左/信其右：信，任用的意思。《广韵·震韵》："信，用也。"左、右，指左右手。

⑤ 先：《难经集注》上有"必"字。

⑥ 厌：音义通"压"。《荀子·疆国》："如墙厌之。"杨注："厌，读如压。"

⑦ 按：《句解》下有"其"字。

⑧ 努：《素问·离合真邪论》作"怒"。

⑨ 弹而努之：弹，以手指弹击所针穴的皮肤。努，通怒，怒张的意思。《素问·离合真邪论》王冰注曰："弹而怒之，使脉气膜满也。"指在进针前，用手指轻弹需进针的穴位，使气血贯注、脉络怒张而易于得气。

⑩ 爪而下之：用指甲向下稍用力掐住进针穴位，使其部位准确而固定，亦可减少进针时的疼痛。

⑪ 因：《集览》本无。

而伸之，^① 是谓泻。不得气，乃与男外女内^②；不得气，是
为十死不治也。

【语译】

七十八问：针刺有补法和泻法，怎样解释呢？

答：补泻的针法，不一定以呼吸出针和进针作为行针的方
法，懂得针法的人，善用他的押穴左手；不懂得针法的人，只
能用他持针的右手。当针刺的时候，先用左手按压所要刺的荥
腧穴位，用手指轻弹皮肤，促使脉络和肌肉紧张，再用指甲稍
用力向下将穴位掐住，那经脉之气来到指下时，好像动脉搏动
的形状，此时顺势将针刺入，待针下得气之后，随着再将针推
至深部，这叫做补法；动摇针身而引其气外出的，就叫做泻
法。假若针后不得气，就当采用男子浅提，女子深刺的方法；
如果仍不能得气，这是必死不治的病证。

【按语】

针刺治疗能否得气是治疗效果好坏的关键。本难提出局部
采用压按、弹怒、爪掐、动伸等辅助手法使针刺得气，以提高
针刺疗效，这对指导医疗实践有一定的意义。

第七十八难

---

① 动而伸之：动，摇动针柄。伸，引申、舒展，即将针体引出浅
处，使邪气外出。

② 男外女内：外，浅刺。内，深刺。即男子浅刺，女子深刺。《难
经本义》谓寿云："若停针候气，久而不止，乃与男子则浅其针，而候之
卫气之分。女子则深其针，而候之荣气之分。"

第七十九难

【提要】

本难通过迎随补泻法和母子补泻法相结合，说明补虚泻实的作用以及针刺后的不同针感。

【原文】

七十九难曰：经言迎而夺①之，安得无虚？随而济②之，安得无实？虚之与实，若得若失；③ 实之与虚，若有若无。④何谓也？

然：迎而夺之者，泻其子也；随⑤而济之者，补其母也。假令心病，泻手心主俞，是谓迎而夺之者也；补手心主井，是谓随而济之者也。所谓实之与虚者，牢濡之意也。气来实牢者为得，濡虚者为失，故曰若得、若失也。

【语译】

七十九问：古代经典医著上说：运用迎其经脉之气，泻其

---

① 夺：强取，使之失去。这里指泻其有余的意思。
② 济：援助，增益。这里指补其不足的意思。
③ 虚之与实，若得若失：虚证用补法来补其不足，故曰若有所得，实证用泻法来泻其有余，故曰若有所失。也可以理解为针刺的感觉，如玄医注："病邪实者，针头有碍若得，病气虚者，针头空虚若失也。"
④ 实之与虚，若有若无：此指针刺感觉。实证针刺时，针下有紧牢充实之感为有气，也就是下文"气来牢实者为得"；虚证针刺时，针下有软弱空虚之感为无气，也就是下文"濡虚者为失"。此处有与得，无与失文义互通。
⑤ 随：《灵枢·九针十二原》作"追"。

有余的泻法，哪能不使邪气由实转虚呢？运用随其经脉之气，补其不足的补法，又哪能不使正气由虚转实呢？针刺虚证用补法会若有所得，实证用泻法会若有所失；实证针刺时，指下会感觉紧牢充实有气，虚证针刺时，指下会感觉软弱空虚无气。这些应该怎样解释呢？

答：迎而夺之的泻法，就是泻属于的穴位；随而济之的补法，就是补属母的穴位。假若属火的心经发生病变，就当针泻手厥阴心包经属土的腧穴，这就是称为迎而夺之的泻法。针补手厥阴心包经属木的井穴，这就是称为随而济之的补法。所谓正邪的盛衰，是指针下感觉坚紧有力和濡软无力的情况。针下感觉气来坚实有力的被称为得；针下感觉到濡软空虚的被称为失。所以说若有所得，若有所失。

【按语】

关于"迎随补泻"的多种涵义可参阅七十二难按语。

孙鼎宜认为本难""实之与虚，若有若无'八字疑衍，下文答词未及可证。否则章句未当有脱也"。分析原文，词义连贯，"若得若失"与"若有若失"两句意义一致，故孙氏衍文之说恐无根据。

第八十难

【提要】

本难讨论候气和进针、出针的关系，进一步强调得气的重要性。

【原文】

八十难曰：经言有见如入，有见如出①者，何谓也？

然：所谓有见如入、有见如出②者，谓左手见气来至，乃内针，针入见气尽③，乃出针。是谓有见如入、有见如出也。

【语译】

八十问：古代经典医著上说：有见如入，有见如出，这两句话是什么意思呢？

答：所谓有见如入、有见如出，就是说先用左手压穴，待指下感到经气到来时，然后将针刺入；进针之后，当感到经气已散时，然后出针。这就是所谓有见如入、有见如出的意思。

---

① 有见如入，有见如出：见，感动，感受，在此引申为针刺时手下的感觉。如，通而。出、入，指进针与出针。

② 有见如出：原无。《难经本义》滑寿云："所谓'有见如入'下，当欠"有见如出'四字。"据补。

③ 尽：指邪气消除。古林正祯注："此'尽'字，非亡尽之尽也，极尽之尽也，其针下之气，十分来尽，乃出针也。"

【按语】

所谓"左手见气来至，乃内针"，与七十八难"其气之来如动脉之状"意思相同。即左手揣切穴位，当气来到时，指下有动脉搏动的感觉，此时顺势将针刺入。

所谓"气来至乃内针，针入见气尽乃出针"，这里的气尽有邪气消除的意思。而七十一难又说："刺阴者，先以左手摄按所针荣俞之处，气散乃出针。"二者似乎矛盾。但细分析意思并不相反。七十一难的"气散"指将浅表的卫气散开，和本难讲的经气来至，概念不同。本难是说进针得气后，运用各种提插捻转的手法，达到泻除邪气的目的，然后出针。这种以候气为主的进针、出针方法，一直为后世所重视。

第八十难

第八十一难

【提要】

本难例举了肝实肺虚和肺实肝虚的治疗，告诫医者切莫"损不足而益有余"，造成治疗上的错误。

【原文】

八十一难曰：经言无①②实实虚虚，损不足而益有余。是寸口脉耶？将病自有虚实耶？其损益奈何？

然：是病③，非谓寸口脉也。谓病自有虚实也。假令肝实而肺虚。肝者木也，肺者金也，金木当更相平，当知金平木。假令肺实而④肝虚微少气⑤，用针不补其肝，而反重实其肺，故曰实实虚虚，损不足而益有余。此者⑥中工之所害也。

---

① 无：本难下文、十二难同类文、《句解》、《金匮要略·脏腑经络先后病脉证第一》并无"无"字。孙鼎宜曰："据下文，'无'字当衍。"供参考。

② 无：告诫、劝阻之词。"实实虚虚"言其误，"无实实虚虚"言其戒。

③ 是病：《难经本义》谓寿云："'是病'二字，非误即衍。"孙一奎认为"是病"二字非衍。按："病"字涉下"谓病"衍。"是非谓寸口脉也"与上"是寸口脉耶"问词正相应。

④ 而：《句解》、《集览》本并作"故知"二字。

⑤ 肝虚微少气：诸本并于"虚"字下断句，文句不伦。今改为连读，文义通晓。

⑥ 者：则。

【语译】

八十一问：医经上说：不要对实证再用补法，不要对虚证再用泻法。损害不足而补益有余，这是指寸口脉象的虚实，还是指疾病本身的虚实呢？其中损害和补益的错误情况是怎样的？

答：这是指的疾病，不是指寸口的脉象。是说疾病本身所有的虚实。假若肝实而肺虚的病，肝是属木的，肺是属金的，金与木之间应该相互制约，应当懂得金克木，采取补肺泻肝的疗法，使金能够平木。假若肺实而肝虚的病，肝木之气已很微弱，在施针时不去补益偏虚的肝木，反而更补益偏盛的肺金，所以说补实泻虚，损害不足而补益有余。这些就是平庸医生所造成的祸害。

【按语】

本难和本书十二难均讨论实实虚虚的问题，但二者论述的角度不同。十二难所论为寸口脉所反映的五脏虚实及误用针刺补泻，而本难则是直接从疾病的五脏虚实来讨论针刺补泻。两者在告诫人们在治疗中不要"损其不足，益其有余"的精神方面是一致的。

本难和七十五难都是举肺肝二脏实虚证为例，七十五难云肺虚肝实当补水泻火，而本难认为肺实肝虚当补肝泻肺，可互相参阅。也说明五脏之间有虚有实，治疗时既可以直接对病脏补虚泻实，也可以利用脏腑间相生相克、表里等关系，对其他脏腑进行补泻，以期恢复阴阳的相对平衡，从而治愈疾病。这些理论对中医其他领域的治疗（如药物、按摩等），也有重要的指导意义。

附录　历代《难经》书目

《黄帝八十一难经》二卷　梁有《黄帝众难经》一卷,吕博望注,亡
　　见《隋书》卷三十四·《经籍志》

《黄帝八十一难经》一卷　秦越人撰
　　见《唐书》卷四十七·《经籍志》

《黄帝八十一难经》二卷　秦越人撰
　　见《新唐书》卷五十九·《艺文志》

《难经疏》十三卷　秦越人撰
　　见《宋史》卷二百七·《艺文志》

《扁鹊注黄帝八十一难经》二卷
　　见《宋史》卷二百七·《艺文志》

《难经集注》五卷　原题宋·王惟一撰　明·王九思等辑　本书
是将三国时吴·吕广、唐·杨玄操、宋·丁德用、虞庶和杨康
候等人的《难经》注文加以选录分类汇编而成

《难经解义》一卷　庞安时撰
　　见《宋史》卷二百七·《艺文志》

《难经解》一卷　庞时安撰　按,据《宋史》卷四百六十二本传,时
安当系安时之误
　　见《宋史》卷二百七·《艺文志》

《难经疏义》二卷　王宗正撰
　　见《宋史》卷二百七·《艺文志》

《补注难经》二卷　丁德用撰
　　见《秘书省续四库书目》

《难经疏》三十卷　侯自然撰
　　见《秘书省续四库书目》

《注难经》 虞庶撰

　　见《国史经籍志》

《集注难经》五卷　一作三卷　纪天锡撰

　　见倪灿《补辽金元艺文志》

《难经附说》 吕复撰

　　见钱大昕《补元史艺文志》

《难经本旨》 袁坤厚撰

　　见《补元史艺文志》

《图注难经》八卷　张世贤撰

　　见《明史》卷九十八·《艺文志》

《难经悬解》二卷　黄元御撰

　　见《清史稿》卷一百四十七·《艺文志》

《难经经释》二卷　徐大椿撰

　　见《清史稿》卷一百四十七·《艺文志》

《难经注解》四卷　元·李晞范撰

　　见民国三十六年《江西通志稿》卷三十·《艺文略》

《难经说》 元·谢搢绅撰

　　见民国三十六年《江西通志稿》卷三十·《艺文略》　钱大昕
《补元史艺文志》"搢绅"作"搢孙"

《难经释疑》 元·陈瑞孙撰

　　见光绪三年《鄞县志》卷五十五·《艺文》四　《补元史艺文
志》"释疑"作"辨疑"

《难经补注》 明·徐述撰

　　见万历三十三年《武进县志》卷七·《方技》

《难经直解》 明·张景皋撰

　　见嘉靖十九年《宁夏县志》卷二·《技能》

《难经图说》 明·吕复撰

　　见光绪三年《鄞县志》卷五十五·《艺文》四

《难经考误》 明·姚浚撰

见光绪二十七年《直隶和州志》卷三十六·《艺文》

《难经注》　清·黄百谷撰

见光绪二十五年《余姚县志》卷十七·《艺文》下

《难经补注》六卷　清·董懋霖撰

见光绪二十五年《慈谿县志》卷四十八·《艺文》三

《难经辨释》　清·丁元启撰

见嘉庆五年《嘉善县志》卷十七·《人物志》五

《难经辨正》　清·胡醴铭撰

见民国二十年《三台县志》卷九·《人物志》

《难经通解》　清·罗中极撰

见同治九年《南昌县志》卷二十六·《艺文志·书目》

《难经辑注》　清·熊庆笏撰

见同治十一年《南康县志》卷三十·《艺文》

《难经辨微》　清·尹嘉实撰

见同治十二年《雩都县志》卷十六·《艺文·经籍》

《难经类疏》　清·葛天民撰

见嘉庆十五年《扬州府志》卷五十四·《艺术》

《难经说约》四卷　清·沈德祖撰

见嘉庆十九年《上海县志》卷十八

《难经释》　清·王效成撰

见光绪十七年《盱眙县志稿》卷八·《人物》

《难经析疑》　清·陈凤佐撰

见同治十二年《如皋县续志》卷九·《方技传》

《难经注》　清·陆守弘撰

见康熙二十六年《常熟县志》卷二十一

《难经解》　清·张镜溪撰

见光绪六年《江宁府志》卷九上

《集注难经浅说》　清·李恩蓉撰

见民国六年《丹徒县志摭余》卷九·《方技》

《难经妙略》一卷　清·王乾撰

　　见光绪三十三年《益都县图志》卷二十五·《艺文志》

《难经悬解》　清·孙炎丙撰

　　见民国二十五年《平度县志》卷八·《人物》

《难经释义》　清·丁绍城撰

　　见民国二十三年《济阳县志》卷十九

《难经析义》　清·汪钰撰

　　见道光三年《休宁县志》卷十九·《人物》

《张氏难经赏析性理篇》　清·朱祝三撰

　　见光绪十一年《庐江县志》卷十五·《艺文·著作》